한의학으로 본 차와 건강

茶人圖書 001

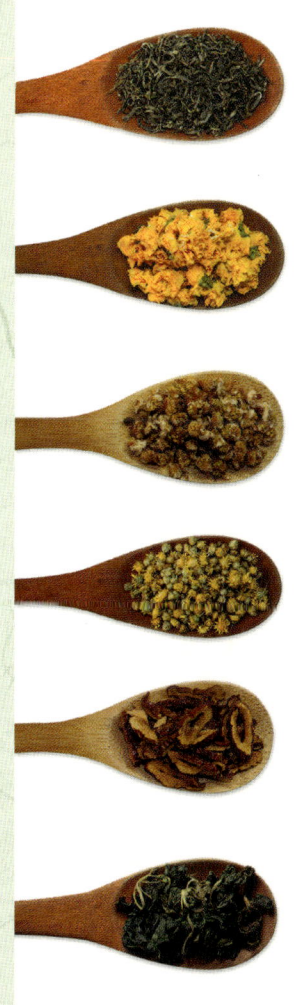

한의학으로 본

차와 건강

도원석 지음

(사)한국차인연합회 · 이른아침

| 추천사 |

    차를 마시면 몸이 건강해진다는 이야기는 널리 보편화되어 있다. 그동안 차와 건강에 관한 많은 연구가 진행되어 여러 측면에서 규명이 되었다. 특히 차인茶人 한의사 도원석 교수가 그동안 연구한 것을 한 권의 책으로 엮어 펴낸 것은 여간 반가운 일이 아닐 수 없다.

    도원석 교수는 오랜 세월 한국차인연합회 부설 한국다도대학원에서 한의학적 측면에서의 차와 건강에 관해 강의해 왔으며, 본 연합회가 발간하는 《차인》에도 늘 기고해 왔는데 지금까지 연구한 내용을 엮어 한 권의 책으로 내게 된 것이다.

    차를 마시면 건강에 좋다는 것은 상식이 되었지만 구체적으로 어떻게 좋은지에 대해서는 의문이 들 수밖에 없는데 이 책으로 그 의문에 대한 해답을 찾을 수 있을 것 같다.

    도원석 교수는 동국대학교 한의학과를 졸업했고 한의학 박사학위까지 받았다. 그동안 한서대학교 한방병원장, 한서대학교 자연의학연구소장 등을 역임했으며, 일찍이 차와 인연을 맺어 차와 건강에 관한 한의학적 연구를 거듭해 왔다. 한서대학교에 차 학과를 개설하는 데도 앞장선 바 있는 도 교수는 가장 오래된 본초학 서적인 『신농본초경』에서부터 명나라 시대의 『본초강목』, 우리나라의 『동의보감』 등 10여 권의 옛 한의학 서적에 수록된 차 관련 내용을 기초로 하여 깊이 있게 연구했다. 또한 자신이 차인이기 때문에 자신을 임상 모델로 삼아 차가 몸에 어떤 영향을 미치는지 입증했다고 볼 수 있다.

도원석 교수는 건강에 이로운 혼합차에 관해서도 바람직한 음용 방법을 알려준다. 『다경』에도 차에 파와 생강을 섞어 먹었다고 기록되어 있듯이 생강, 당귀, 인삼 등 30여 가지의 약재와 차를 블렌딩했을 때의 장점과 필요성에 대해서 의견을 제시했다.

한국차인연합회 발간 도서 제1호로 이 책을 출판하게 된 것을 뜻 깊게 생각하며, 이 책이 차를 사랑하는 모든 차인들의 애독서가 되기를 기대한다.

(사)한국차인연합회 회장

박권흠 朴權欽

| 머리말 |

　차가 건강에 좋은 식품이라는 인식이 있기 때문에 우리 주위에는 의외로 맹목적인 차 예찬론자들이 많다. 차와 건강을 화제로 이야기를 하다 보면 어느덧 차는 만병통치의 영약靈藥이 되고 있다. 하지만 차가 늘 몸에 좋은 것은 아니다. 또 차를 마시는 목적이 반드시 건강을 위해서만은 아니다. 차 문화를 즐기고 생활화하는 차인들이 차를 좋아하고 사랑하는 자세는 분명 아름답지만 그 모습도 지나치면 안타까운 마음이 들지 않을 수 없다.

　차와 건강에 대한 글을 쓰는 시작부터 이런 소극적인 말을 꺼내는 이유는 차 애호가들이 과거에 비해 덜하다고는 해도 아직 차를 많이 마시는 경우가 많기 때문이다. 아무리 건강에 이로운 차라 하더라도 정도에 넘친 음용은 당연히 건강에 악영향을 미칠 수 있다. 지나침은 모자람만 못하단 말이 있듯 건강을 위해서 적당한 차 음용은 차인들에게 꼭 필요한 덕목이라 말하고 싶다.

　굳이 건강에 대한 가치가 아니더라도 차는 인간이 섭취하는 가장 품위 있는 먹을거리 중 하나다. 차를 중심으로 하는 다양한 문화 현상이나 정신세계는 인간의 문명에서 꾸준히 발전해 왔다. 차를 즐긴다는 건 단순히 음료로서 미각을 만족시킬 뿐 아니라 차와 함께하는 다양한 문화를 접촉할 수 있다는 점에서 더 큰 의미가 있다.

　또한 건강의 관점을 정신적 건강과 사회적 건강으로 넓혀보면 차를 매개로 한 차 문화 전반은 인간의 마음과 사회를 여유롭고 풍요롭게 하는 건강 문화로서 다른 어떤 문화보다 훌륭한 가치를 지닌다고 할 수 있다.

이 책은 격월간 《차인》에 '차와 건강'을 주제로 10년 동안 연재한 졸고拙稿를 원전으로 했다. '10년이면 강산도 변한다'고 하듯 결코 짧지 않은 시간이지만 원고를 다시 보니 세월이 쌓인 만큼 좋은 글이 아닌 것 같아 출판에 망설임이 없지 않았다. 하지만 《차인》의 김영희 편집국장님을 비롯한 여러분들의 격려에 힘입어 부족하지만 이렇게 책으로 엮게 되었다.

연재를 시작할 당시, 차와 건강에 대해서는 차인뿐 아니라 일반인의 관심도 증가하고 있었다.

그중에서도 차 연구가라고 하는 분들은 대부분 차와 건강에 대해 언급할 때 한의학과 관련한 내용을 빼놓지 않았다. 하지만 차에 대한 한의학의 내용은 피상적인 인식이 주로 이루어졌고 심지어는 왜곡된 내용도 많이 보였다. 이에 한의학 전공자로서 한의학과 차에 대한 내용을 정리해야 할 필요성을 절실히 느끼게 되었다.

그래서 시작한 연재는 애초에 한의학과 차에 대한 일반인의 이해를 돕고자 단지 몇 회의 짧은 글을 게재하기로 계획했었다. 그런데 쉽지 않은 내용이었음에도 예상 밖으로 많은 차인들의 격려가 이어져 9회에 걸쳐 연재하게 되었다. 이후에도 독자들의 관심과 《차인》의 배려 덕분에 최근의 차와 건강 이야기와 혼합차에 대한 이야기로 연재를 지금까지 이어오게 된 것이다.

본 책은 차와 건강에 대한 핵심적인 내용을 정리한 책이지만 그 깊이가 건강과 관련한 전문가를 대상으로 할 만큼 어려운 책은 아니다. 그렇다고 일반인 누구나 편하게 이해할 수 있는 친절한 책은 더욱 아니다. 연재를 하면서도 염두에 두었지만 내용의 수준을 평소 차를 즐기고 차에 대한 관심과 고민이 있는 분들이 차와 건강에 대해 큰 틀의 개념을 이해할 수 있도록 맞추어 엮어보았다.

따라서 처음 책을 접하는 경우에 혹시 이해가 안 되는 부분이 있더라도 내용을 반추하고 반복해서 읽어보기를 권한다. 차에 대한 공부가 깊어질수록 이해의 폭도 넓어지고 지식의 깊이도 더해질 것이라 감히 말씀드리고 싶다.

사람은 살아가면서 의지에 상관없이 많은 인연을 접하게 된다. 필자와 차의 인연도 의도하지 않았는데 무엇엔가 이끌려 지금에 이른 것 같다. 그리고 어느덧 차를 통해 만난 인연이 인생에서 가장 소중한 것이 되었다. 하루에도 몇 번씩 그 인연의 추억들이 주마등처럼 스쳐 지나가곤 한다.

서라벌 다우회와 전국대학다회연합 식구들은 언제나 보고 싶은 나의 다우茶友들이다. 너럭바위차회, 한국차인연합회의 많은 분들이 차와 차 문화, 또 우리의 전통문화에 대한 큰 가르침을 주셨다. 무엇보다 한서대학교 대학원에 차학 전공을 개설하고 함께 공부한 분들에게 감사하다는 말을 전한다.

20대의 젊은 시절, 한국차인연합회의 궂은일을 많이도 했다. 행사가 있을 때면 엘리베이터도 없는 건물 5층 사무실에서 필요한 집기를 1층까지 내리고 올리기를 반복한 기억이 지금도 눈에 선하다. 그 많은 짐을 승용차가 없어서 택시로 나르기도 했다. 아무런 대가도 없었지만 한국 차 문화의 발전을 위한다는 막연한 생각에 늘 즐거웠던 그렇게 철없는 시절이었다.

이번에 한국차인연합회의 이름으로 이렇게 책을 출간하게 되니 마치 예전의 수고로움에 대해 큰 상을 받는 느낌이다. 감개무량이란 말은 이런 때 쓰는 것 같다. 우리 차 문화를 위해 애쓰시는 많은 한국차인연합회 회원들에게 진심으로 감사의 말씀을 드린다. 특별히 한국차인연합회를 오늘의 튼튼한 모습으로 이끌어주신 박권흠 회장님께는 더욱 깊은 감사의 마음을 올리고 싶다.

2010년 10월
소소헌(小素軒)에서
도원석

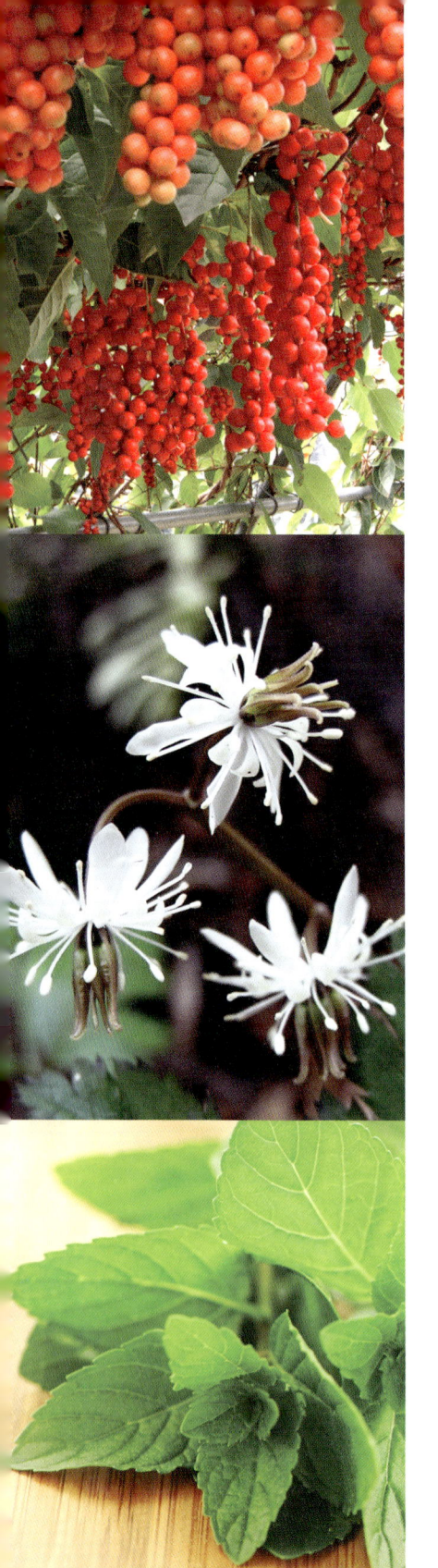

추천사 4
머리말 6

🫖 의학서에 나타난 차

본초학 주요 고전 속의 차 14
『신농본초경』과 차 16
『증류본초』와 차 24
『탕액본초』와 차 31
『본초강목』과 차 38
『동의보감』과 차 46
『본초구진』과 차 53
『본경소증』과 차 58

🌿 차와 건강에 대한 최근의 이해

폴리페놀 64
항산화 효과 67
차의 항암 효과 1 70
차의 항암 효과 2 74
소화기와 차 78
콜레스테롤과 차 82
여성 건강과 차 86
장수와 차 90

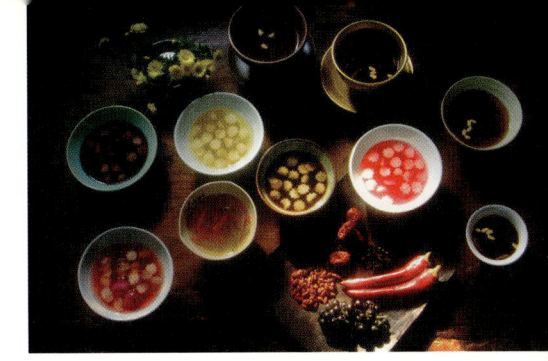

🍵 몸에 이로운 혼합 약차

차 생활을 풍요롭게 해주는 건강차 96

매화와 차 98

민들레와 차 102

산수유와 차 106

개나리와 차 110

목련과 차 114

황련과 차 118

석창포와 차 122

홍화와 차 127

자귀나무와 차 131

익모초와 차 134

박하와 차 138

연꽃과 차 143

옥수수와 차 147

오미자와 차 152

두충과 차 156

산사와 차 160

인삼과 차 1 164

인삼과 차 2 170

황정과 차 175

황기와 차 179

당귀와 차 183

표고버섯과 차 187

가시오가피와 차 192

대추와 차 197

감과 차 201

구기자와 차 205

쌀과 차 209

율무와 차 214

국화와 차 218

은행과 차 221

소엽과 차 226

감귤과 차 230

생강과 차 235

겨우살이와 차 238

메밀과 차 242

주요 참고 문헌 247

찾아보기 248

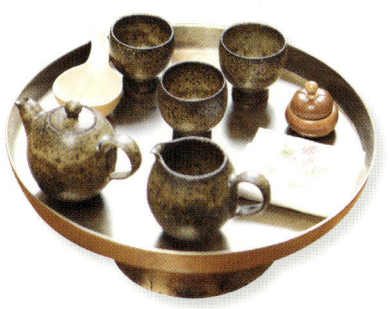

의학서에 나타난 차

차에 관심이 있어서 차 공부를 하다 보면 한의학적 내용과 마주하게 되기 마련이고, 타인에게 차의 이로운 면을 설명해야 하는 경우도 생긴다. 얼마만이라도 차에 대한 한의학적 이해가 필요하지 않을 수 없다. 차의 효능과 관련해 선현들이 약물을 어떻게 바라보고 고민했는지 본초학의 주요 고전을 통해 한의학 인식론을 살펴보기로 하자.

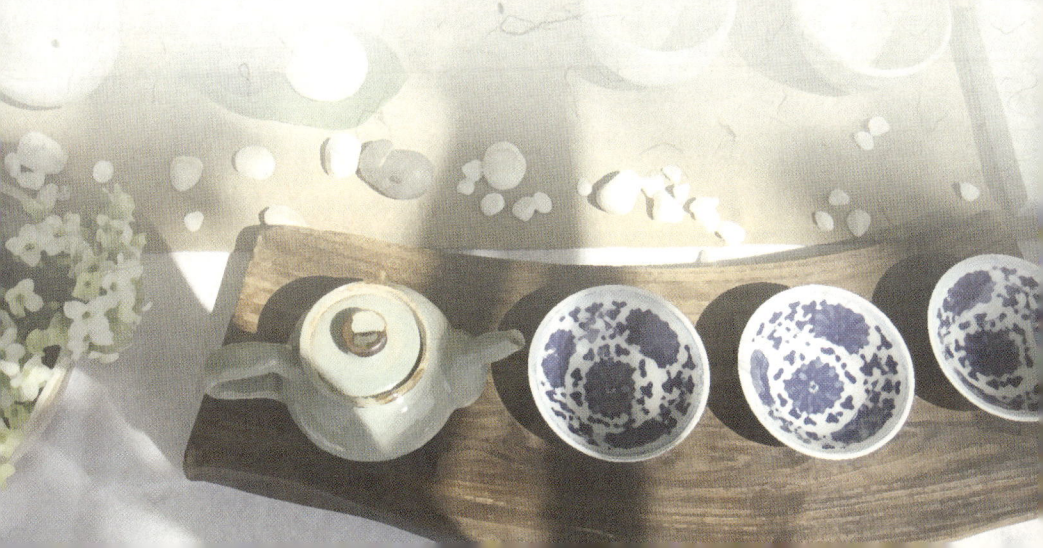

본초학 주요 고전 속의 차

사람들이 처음 차를 마시게 된 음다飮茶의 기원은 한의학에서 본초학本草學의 기원과 함께하고 있다. 차의 역사가 곧 약물의 역사인 것이다. 이후 차의 효능에 대한 다양한 내용과 제다법의 변천은 차의 고유한 영역이기보다 본초학의 발달 과정에 고스란히 들어 있다.

우리가 먹고 마시는 수많은 먹을거리 중에 유독 차가 건강음료로서 주목받고 있는 것은 이렇게 본초학에서 늘 차가 중요한 약재로 대접받았기 때문일 수 있다. 실제로 차에 대한 내용은 대부분의 본초서에 수록되어 있고 현재 우리가 알고 있는 차의 효능도 본초학에서 말하는 내용이 주를 이루고 있다.

그런데 차를 전문적으로 연구하는 학자도 '마음을 편히 하고 머리를 맑게 하며, 기운을 내려주고 노화를 막아준다'는 등의 차의 효능을 '한의학적 관점'에서 제대로 이해하는 경우는 흔치 않다. 단지 특정 성분의 인체에 대한 작용과 고전의 내용을 서로 비교해서 대충 추정할 뿐이다.

그로 인해 어쩔 수 없는 한계에 부딪히게 된다. 차의 부작용으로 '몸이 냉한 사람이나 소화기가 약한 사람은 오래 마시면 좋지 않다'고 하는 이유에 대해서는 억측이 심해진다. 심지어 차에 찬 기운이 있다든지 차를 마시면 몸이 냉해진다는 내용은 과학적 근거가 없다고 무시해 버리기도 한다. 현대적인 시각에서 한의학 고유의 인식 체계를 이해하려다 빚어지는 당연한 모습일 것이다.

하지만 차에 관심이 있어서 차 공부를 하다 보면 여전히 한의학적 내용과 마주하게 되기 마련이고, 타인에게 차의 이로운 면을 설명해야 하는 경우도 생긴다. 얼마만이라도 차에 대한 한의학적 이해가 필요하지 않을 수 없다.

차뿐 아니라 실제 우리가 습관적으로 쓰는 말 속에는 한의학적 개념과 비유가 많다. 오장육부五臟六腑라는 용어는 물론이고 '등골이 오싹하다'라든가 '간肝이 부은 놈' 같은 말들*은 한의학의 인체관에서 비로소 정확히 이해할 수 있다.

이런 모든 내용을 깊이 있게 이해하기란 어렵지만 차의 효능과 관련해 선현들이 약물을 어떻게 바라보고 고민했는지 본초학의 주요 고전을 통해 한의학 인식론을 살펴보기로 하자.

---

* '등골이 오싹하다'는 표현은 공포심이 발생하면 척추를 따라 이어지는 방광경(膀胱經)이 반응하고 방광경은 냉기를 지배하기 때문에 등에 오싹한 느낌이 들게 된다는 것이다. '간이 부은 놈'이란 말은 간이 마치 군대의 장군들이 갖는 용기를 지배한다는 한의학적 관념에서 만용이 있는 사람에게 간이 갑자기 커졌음을 빗대어 하는 표현이다.

『신농본초경』과 차

신농神農씨는 중국 상고上古 시대의 전설상의 제왕으로 복희伏羲, 황제黃帝와 더불어 삼황三皇으로 불린다. 성은 강姜씨라고 전해지며 그의 어머니가 신룡神龍에게 영감을 얻어 사람의 몸에 소의 머리를 한人身牛首 신농씨를 낳았다고 한다.

신농씨는 화덕火德을 가지고 있었기에 염제炎帝라고도 하며 백성들에게 농경을 가르쳤고 백초百草를 맛보아 약초의 효과를 가려내주었다고 한다. 따라서 농업과 의약 등의 조신祖神으로 알려져 있으며 차인들에게 차 문화의 시조始祖로서 상징적으로 받들어지고 있다.

신농씨가 백초를 맛보아 의약의 틀을 세웠다는 전설 때문에 한의학에서도 본초 분야에서는 신농씨가 차지하는 상징성이 꽤 높은 편이다. 신농씨와 관계된 본초학의 문헌으로『신농본초경神農本草經』이라는 책이 고대로부터 전해지며, 한의학 본초사의 일정 부분은『신농본초경』의 해설 작업이 큰 줄기를 형성한다.

물론『신농본초경』을 신농씨가 직접 저술한 것은 아니다. 고대 중국의 문화적 특징 중 하나로, 뛰어난 저작을 특정 성인에게 가탁仮託하여 권위를 부여하는 관습이 있었는데 『신농본초경』도 그런 작업의 일환이라고 본다.

그래서 신농씨의 이름을 빌린, 한의학의 가장 오래된 약물 서적에 현대에도 훌륭한 약으로 인정받는 차에 대한 언급이 있지 않겠냐고 추측할 수 있다.

먼저 『신농본초경』은 『한서예문지漢書藝文志』*에는 기록이 없지만 위魏

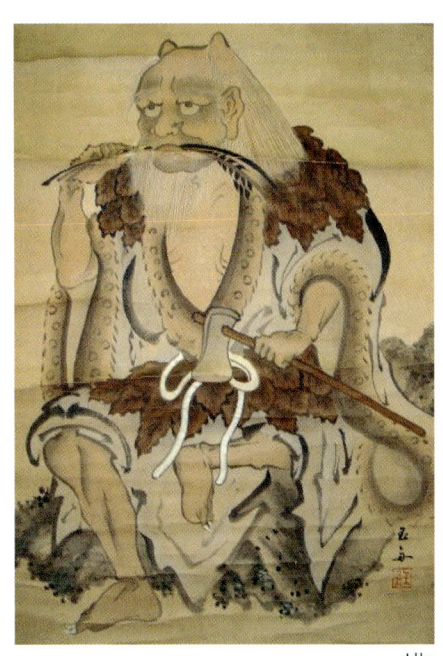

신농

나라 혜강嵇康, 223~262의 『양생론養生論』에 "신농이 말씀하시기를 상약은 명을 다스리고 중약은 성품을 다스리고 … 神農曰上藥養命 中藥養性 …"의 구절과 진晉, 265~419나라 때 갈홍葛洪, 283~343?의 『포박자抱朴子』에 "신농사경에 이르기를 … 神農四經曰 … " 등의 내용으로 보아 진晉대에 이미 존재했음을 알 수 있다. 또한 기재된 약물 산지와 지명 또는 내용에 담겨 있는 사상 등을 살펴볼 때 대체로 후한後漢, 25~220 시대의 저술로 보는 것이 정설로 되어 있다.

이후 『신농본초경』은 양梁나라 때 도홍경陶弘景, 456~536이 원문에 자

---

*중국 후한(後漢) 시대 반고(班固)의 저술로, 중국 고대 도서 목록집이라 할 수 있다.

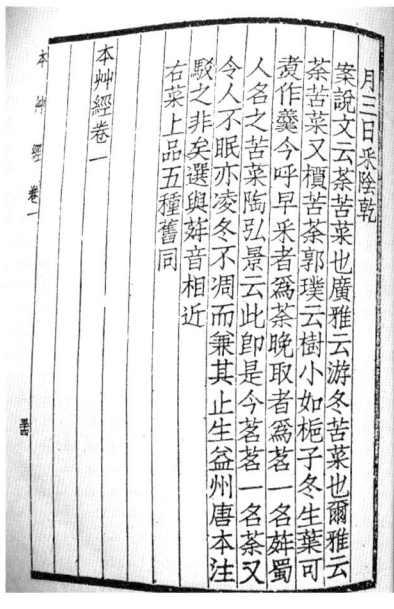

「신농본초경」

신의 연구 성과를 첨가해서 후대에 전하지만 불행히도 원본은 사라졌다. 현재 우리가 접할 수 있는 『신농본초경』은 청淸대의 학자들이 송宋대의 『증류본초證類本草』 등에서 편집하여 재구성한 것이다.

따라서 현재의 것이 원본과 일치할 것인가 하는 의문이 있다. 하지만 도홍경이 정리할 당시에 원문과 자신이 첨가한 부분을 붉은색과 검은색으로 구별하여 전했다는 정황으로 보아 원본의 손상은 크게 없을 것으로 판단된다.

책은 약 360여 종의 약물을 상품上品·중품中品·하품下品으로 나누어 각각 불로장생不老長生·양성養性·치병治病 등의 효과가 있다는 개념으로 설명하고 있다. 이로써 당시 도교道敎의 사상적 영향에서 『신농본초경』이 저술되었음을 짐작할 수 있다.

그렇다면 기재된 약물 중 현재 우리가 마시는 차는 어떻게 설명되고 있을까? 본문에는 우리가 흔히 차의 한자로 알고 있는 '차茶'나 '명茗'에 대한 설명은 없다. 다만 간혹 차의 옛말이라고 하는 '고채苦菜'에 대한 언급이 상품에 나온다.

그런데 이 고채가 차와 동일한 식물인가 하는 것은 긍정하기 어려운 면이 있다. 우선 '채菜'라는 글자는 차나무 같은 목본식물을 가리키기보다 초본식물을 지칭할 가능성이 크다.

그렇다고 해서 다른 식물이라고 결론 내리기도 쉽지 않다. 곽박郭璞, 276~324 등에 의해 "촉蜀, 220~263나라 사람들이 명茗을 고채라 했다"는 주장도 있기 때문이다. 세월이 한참 흐른 뒤에 『다경茶經』*이 저술된 시대인 당唐, 618~907대에 와서는, 급기야 본초서에서도 고채와 차를 구별해서 수록하고 있다.

그럼 이제는 '고채와 차는 다르구나' 하고 단정할 수 있을 듯한데 그렇게 간단한 문제는 아니다. 『신농본초경』 저술 당시의 고채가 무엇일까 하는 의문은 있지만 당唐대에 와서야 둘을 구분한 것으로 보아 그때까지는 옛사람들이 차와 고채의 명칭을 혼용해 써왔을 것으로 추정할 수 있다.

---

*중국 당 시대 760년에 간행된 육우(陸羽)의 저서, 차의 기원과 제법, 도구, 다기, 차 끓이는 법과 마시는 법, 산지와 문헌 등에 대해 자세히 기록하여 차를 단순한 마실 거리에서 사상과 고급 문화가 있는 음료로 발전시킨 계기가 되어 차 문화의 경전(經典)으로 불리고 있다.

❋ 기미론氣味論과 차

본초학에서 약의 효능을 정하고 구별하는 기준으로 중요한 것 가운데 하나가 기미론이다. 기미는 성미性味라고도 하며, 기는 한寒·열熱·온溫·량凉으로 약물이 타고난 성품을 의미하고 미는 신맛酸·쓴맛苦·단맛甘·매운맛辛·짠맛鹹의 오미五味로서 우리가 혀로 느끼는 여러 가지 맛을 뜻한다.

여기서 기의 한·열·온·량은 각각 다른 개념이 아니고 기의 밀도에 따른 편차를 의미한다고 할 수 있다. 즉 기가 진하면厚 온·열, 엷으면薄 량·한의 성질을 가진다. 기는 힘·동력·에너지 등으로 표현할 수 있으며 결국 각 약물이 타고난 파장의 편차에 의해 구분할 수 있다. 대체로 열과 온은 상승 작용과 관련이 있고, 한과 량은 응고와 하강 작용과 포괄적으로 관련이 있다.

미의 작용을 보면 신맛은 거두어들이는 수축력收斂이 있고, 쓴맛은 아래로 내리는 성질泄이 있고, 단맛은 조화와 완화緩를 주로 하며, 매운맛은 밖으로 뻗치는發散 작용을 하고, 짠맛은 견고한 것을 연하게 하는軟 작용을 주로 한다.

본초학적으로 '차의 기는 미한微寒하고 미는 고감苦甘하다'고 한다. 따라서 차의 효능을 정리하면 '흩어지는 기운을 거두어들이고 신체를 조화롭게 하며 마음을 차분히 가라앉힌다'고 할 수 있다. 차의 효능에는 이외에 여러 가지 요인들이 관여하지만 기미만으로도 그 효능의 대강은 이해할 수 있다.

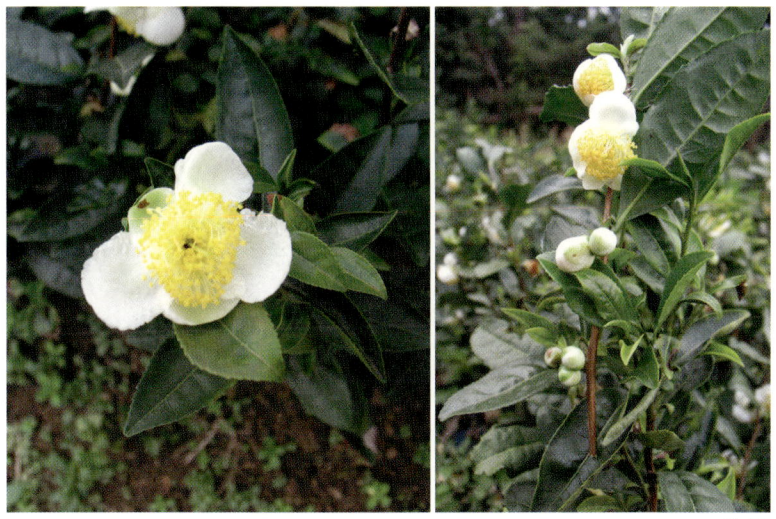
차나무

◆ 『신농본초경』 원문과 해설

苦菜 味苦寒 主五藏邪氣 厭穀胃痺 久服 安心益氣 聰察 少臥 輕身耐老 一名荼艸 一名選 生川谷

고채는 맛이 쓰고 성질은 차다. 오장에 나쁜 기운이 돌거나 식욕이 없고 소화 불량일 경우에 주로 쓴다. 오래 복용하면 마음을 편하게 하고 기운을 돋우며 똑똑해지고 잠이 줄어들며 몸이 가벼워지고 노화를 막아준다. 일명 도초라고 하며 선이라고도 한다. 물이 있는 골짜기에서 난다.

고채와 차가 다를 수도 있다는 가정이 있긴 하지만 『신농본초경』에서 고채에 대한 언급을 보면 우리가 흔히 알고 있는 차의 효능과 흡사함을 알 수 있다. 본문의 고채를 차라고 했다 하더라도 내용이 별로 다르지는 않을 것이다.

차가 소화 기능을 돕고 잠을 적게 한다는 부분은 당唐대 이후에도 어느 본초서에서나 동일하게 언급하고 있다. 오래 복용하면 기가 보충되고 몸이 가벼워지며 늙지 않는다고 한 것은 역시 도교의 불로장생 기준에 맞춘 것이라 생각된다.

이러한 사항들을 종합해 볼 때, 약 2,000년 전쯤에 차는 아마도 '불로장생의 영약靈藥'이라는 인식이 있었던 듯하다.

❋ 도교의 신선 사상과 『다경』

중국 북경北京 대학의 등군滕軍 교수는 도교의 신선 사상과 관련하여 차를 금단金丹의 일종으로 볼 수 있다고 주장한다. 더 나아가 그의 주장은 『다경』도 신선 사상의 관점에서 저술되었을 가능성을 설명하며 차가 갖는 정신문화의 출발점도 신선 사상과 관련이 있다고 밝힌다.

등군 교수가 주장한 신선 사상과 관련된 『다경』의 주요 구절들은 다음과 같다.

「칠지사七之事」
- 『신농식경』에 "차를 오래 마시면 사람이 힘 나고 기분이 좋아진다"고 했다.
- 신선 호공壺居士의 『식기食忌』에 "고차를 오래 마시면 신선이 된다羽化"고 했다.
- 도홍경의 『잡록雜錄』에 "고차는 몸을 가볍게 하고 사람을 바꾼다. 옛날에 단구자丹丘子와 황산군黃山君이 복용했다"고 한다.
- 『신이기神異記』에 "여요餘姚 사람인 우홍虞洪이 산에서 차를 따다가 한 도사를 만났다. 그 도사는 세 마리의 푸른 소를 끌며 우홍을 데리고 폭포산에 이르러 말하기를 '나는 단구자라 하네. 자네가 차를 잘 달인다는 말을 듣고 한번 보고 싶었네. 산속에는 큰 차나무가 있어 도움이 될 것이네. 자네에게 부탁하건대 여분의 차가 있으면 나도 좀 마셨으면 하네' 하여 우홍은 제사를 지내고 후에 산으로 들어가서 큰 차나무를 발견했다"고 했다.

「십지도十之圖」
- 흰 비단을 네 폭 또는 여섯 폭의 너비로 적당히 잘라 『다경』의 본문을 써서 찻자리 구석에 걸어두면 1장부터 9장까지 다 볼 수 있어 『다경』의 전부를 갖춘 것이 된다.

『증류본초』와 차

중국 문명의 황금기인 당唐나라, 송宋나라 때에 와서는 '차茶'나 '명茗'이란 명칭이 약물 서적에서도 뚜렷이 정립되고 있다. 이는 당唐대에 육우의 『다경』이라는 차 전문서가 출현할 만큼 차가 약초뿐만 아니라 보편적 문화의 한 분야로 자리 잡은 영향이라 하겠다.

송대의 통치자는 당시 인쇄술의 발달과 더불어 본초서의 수정에도 큰 관심을 갖게 되었다. 그 작업의 일환으로 사천四川의 의사인 당신미唐愼微는 이전의 본초서를 토대로 대관大觀 2년인 1108년에 『대관증류비급본초大觀證類備急本草』를 간행했다. 이후 1116년에 황제인 휘종徽宗이 조효충曹孝忠에게 명하여 교정을 보아 다시 출간한 것을 『정화신수경사증류비용본초政和新修經史證類備用本草』라 하는데 이들 책을 『증류본초』라 부르고 있다. 『증류본초』에는 총 1,746종의 약물을 수록했으며 당唐을 비롯한 전 시대의 학설을 함께 망라하여 자료의 방대함을 갖추어 당시 본초학의 발달을 짐작케 한다.

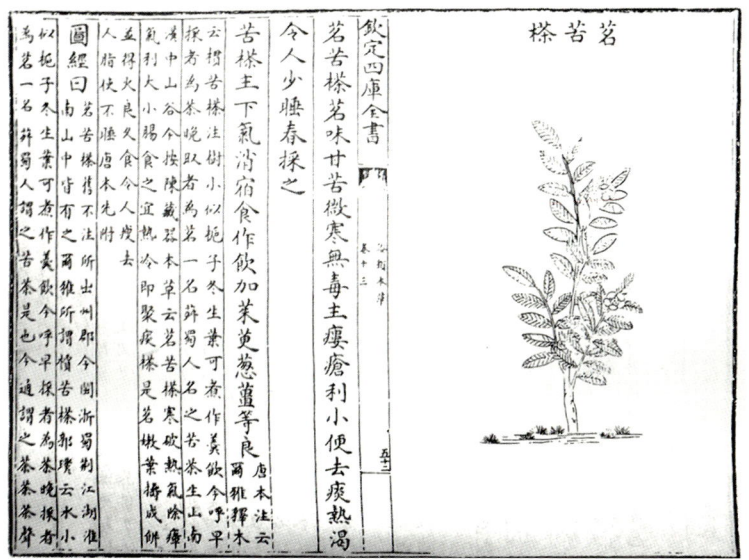

「증류본초」

◆ 『증류본초』 원문과 해설

茗苦搽茗 味甘苦微寒無毒 主瘻瘡 利小便 去痰熱渴 令人
少睡春採之
苦搽 主下氣 消宿食 作飮加茱萸葱薑等良

차는 맛이 달고 쓰며 약간 차고 독이 없다. 부스럼을 치료하고 소변
이 잘 나오게 하며 담과 열과 갈증을 없애준다. 사람에게 잠을 적게
하고 봄에 채취한다.
차는 기를 내리고 오래된 체기를 해소하며 수유, 파, 생강 등을 함께
하여 마시면 좋다.

여기서 부스럼을 치료한다는 내용은 차를 직접 피부에 도포하는 방법을 통해서였을 것이다. 『다경』에도 나오는 수유, 파, 생강 등을 함께 복용하는 방법은 세 가지 약물의 성질이 따뜻하다는 공통점이 있으므로 차의 장점은 살리되 찬 성질로 인한 부작용을 덜기 위한 방편인 것 같고, 차의 풍미風味보다는 약효를 강조한 음용법이라고 여겨진다.

『증류본초』의 설명은 위 내용 외에 당신미의 해설로 보이는 부분과 전 시대 저술들의 내용을 나열식으로 기록하고 있다.

그 내용을 살펴보면 먼저 "『이아爾雅』에 겨울에 난 잎으로 국을 끓여作羹 마신다 하고 일찍 딴 것을 차茶라 하고 늦게 딴 것을 명茗이라 한다 했는데 지금 시절에는 봄에 처음 나는 어린잎을 찌고 말려서蒸焙 쓴맛을 없애고 가루를 물에 넣어 마신다(『본초도경本草圖經』)"고 하여 음다법이 예전과 다름을 말하고 있다.

그런데 또 다른 내용은 "어찌 어린 차싹 등으로 국을 끓일 수 있겠냐"고 하면서 "국을 끓여 마신 것은 차가 아닌 듯하고 오직 건주建州(지금의 복건성福建省 건구현建甌縣)에서 나는 것만이 『다경』에서도 얘기하는 차다. 나머지 지방의 유사한 것들은 약효에도 차이가 있고 저장했을 때 그 성미가 퇴색한다(『별설別說』)"고 주장한다.

또한 "급작스런 두통이 가슴속胸膈에 들어 있는 담痰이 상上으로 치받혀 생길 때는 토하면 낫게 되므로 차를 많이 마셔 토하기를 반복하여 많이 토하면吐膽汁(위액을 토할 정도가 되면) 그친다(『외대비요外臺秘要』)"고 했다. 그런데 차는 기운을 내린다면서 어떻게 기운을 올려 토하게 하는지에 대해서 후대의 기록을 보면 "차를 진하게 많이 마시면 기운을 내리는 작용이 넘쳐 오히려 토하게 된다"고 설명한다. 이 방법을 일반적으로 활용하기에는 주의가 요구된다.

송나라 모문석毛文錫의 『다보茶譜』에 나오는 몽산차蒙山茶에 대한 얘기도 있다. "진정한 차는 성질이 냉하지만 몽산에서 나는 것은 그 성질이 따뜻하다. 냉병이 오래된 한 스님이 어떤 노인을 만나 그 노인으로부터 몽산(지금의 사천성에 있는 산) 다섯 개의 봉우리 가운데 상청봉수 봉우리에서 춘분春分을 전후해 차를 따서 봉우리의 물로 끓여 마시기를, '한 냥을 마시면 오래된 병이 없어지고 두 냥을 마시면 눈앞에서 병이 사라지고 세 냥을 마시면 근골筋骨이 튼튼해지고 네 냥을 마시면 살아서 신선이 된다'는 말을 듣고 몽산차를 마셨는데 한 냥을 채 마시기 전에 냉병이 다 나았다(『본초도경』)"고 하여 몽산차의 성질이 일반 차와는 다름을 설명하고 있다.

"여러 이질痢疾, 특히 열독으로 인한 이질 치료에, 좋은 차 한 근을 구운 다음, 가루 내어 진하게 끓여서 한두 잔 마시면 낫는다고 했고 요통으로 허리를 움직이기 어려울 때 끓인 차와 식초를 5 대 2 정도로 섞어 복용하라(『식의심경食醫心鏡』)"는 내용도 있다.

한편 차의 부작용에 관한 것으로 "차는 뜨겁게 마시는 것이 좋고 차게 마시면 담이 모인다"고 했다. 여기서 담은 찬 기운으로 인한 냉담冷痰이라 할 수 있으며 앞에서 얘기한 두통 치료와 관련한 담은 주로 열담熱痰을 의미한다. 담이란 인체의 생리 현상에 관여하지 않는 비정상적인 물질을 포괄적으로 뜻하는 것이라고 이해할 수 있다.

또한 "오래된 체기를 풀고 종기를 낫게 하는 것이 짧은 이로움이긴 하나 점차 오래되어 몸이 야위고 정精을 침범해 결국 신체에 누적되는 피해가 실로 크다(『다음서茶飮序』)"고 하여 차의 장복長服을 경계하는 듯한 내용도 있다. 이는 현재 차의 효능을 두고 차를 만병통치약인 양 생각하는 다소 과장된 면을 볼 때 한 번 음미해 보아야 할 내용이 아닐까 싶다.

그 때문인지 당시 차의 제법에 대한 설명으로 "찧어서 병餅을 만들어 화기火氣를 얻은 것이 좋은 것이다"라는 내용이 많고 증蒸과 배焙 등을 활용하고 있다. 이는 한의학에서 일반적으로 약물의 기운이 너무 강하거나 부작용이 우려될 때 약물의 효과는 살리고 부작용은 덜어보려는 법제法製의 일환이라 할 수 있다.

그 밖에 차를 오래 마시면 사람이 마르고 지방脂이 줄어든다 했고 심통心痛이 만성적으로 있는 사람이 호주湖州(지금의 절강성浙江省 오흥현吳興縣)차를 식초와 섞어 마시니 좋아졌다고 했다. 남자의 음낭 위에 부스럼이 있을 때에는 먼저 감초 달인 물로 씻고 납면차蠟面茶를 가루 내어 도포하면 좋다는 내용도 있다. 또 대장大腸의 열을 제거하여 담을 해소하기 위한 방법으로 차 달인 물로 죽粥을 만들어 먹으면 좋다利大腸去熱解痰煮取汁用煮粥良고 했는데 평소 몸이 더운 사람의 만성 변비에 활용 가치가 있다고 생각된다.

종합적으로 볼 때 당·송 시대는 차의 전매 제도가 확립될 만큼 음다 문화가 크게 활성화된 시대라고 볼 수 있다. 의학적으로도 여러 병증에 대한 차의 활용이 증가했으며 그 부작용에 대한 문제에도 관

❋ 약물의 포제

1. 목적
(1) 약물의 독성을 없애거나 감소시킨다.
(2) 약물의 효능을 적당히 바꾸어 약효를 완화 또는 강화시킨다.
(3) 혼잡물을 제거하여 약물을 청결하고 순수하게 관리한다.
(4) 약의 제조·복용·저장을 편리하게 한다.

2. 방법
(1) 화제법
 ① 가煨 : 약물을 직접 불 속에 넣어 태운다.
 ② 포炮 : 약물을 달궈진 가마솥에서 잠깐 급하게 초炒한다.
 ③ 외煨 : 약물을 풀糊로 감싸 숯불 속에서 열을 입힌다.
 ④ 초炒 : 약물을 달궈진 솥에서 섞으면서 볶는다.
 ⑤ 홍烘·배焙 : 건조를 목적으로 열을 가한다. 배가 더 강한 화력을 쏟다.
 ⑥ 자炙 : 다른 성분과 함께 초한다.
(2) 수제법
 ① 세洗 : 약에 붙은 이물질을 물로 제거한다.
 ② 표漂 : 비교적 복잡한 세법으로, 이물질과 함께 염분 등을 없앤다.
 ③ 포泡 : 약을 맑은 물이나 끓는 물에 담근다.
 ④ 수비水飛 : 가루 낸 약물의 비중을 이용하여 순수한 약을 얻는 법이다.
(3) 수화합제법
 ① 증蒸 : 약재를 물과 격리시켜 증기로써 찐다.
 ② 자煮 : 맹물이나 약물에 약재를 넣어 끓인다.
 ③ 쉬淬 : 약물을 불에 달군 후 물이나 식초에 담그기를 반복적으로 한다.

심을 갖게 되어 음용법의 다양화를 꾀하게 되었다. 또한 찻잎을 생엽 生葉이나 자연 상태에서 건조하여 음용하지 않고 찌고 찧고 인공적인 열을 이용해서 말리고 병餠을 만드는 방법 등의 법제가 발달하게 된다. 이런 제법의 발달은 음다 문화에서의 중요성뿐만 아니라 약물의 효능 개선에 있어서도 큰 의미를 지닌다.

『탕액본초』와 차

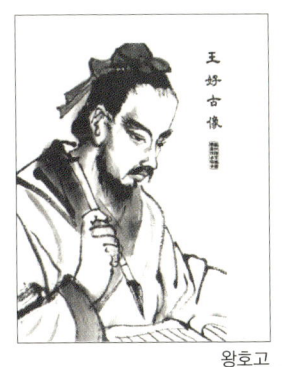

왕호고

『탕액본초湯液本草』는 원元나라 시대, 왕호고王好古의 저서이다. 의학 분야에서 금金·원元 시대1115~1368는 이론과 실제 임상의 관계 연구에 큰 발전이 있는 시기다. 왕호고는 당시 대표적 의학자인 장원소張元素와 이고李杲에게서 의학을 전수받았다. 따라서 그의 저서에는 스승의 연구 성과가 함께 담겨 있으며 『탕액본초』의 내용도 『황제내경黃帝內經』*과 이고의 사상적 영향을 많이 받은 것으로 알려져 있다.

또한 차에 대해서는 약물 각론에서 설명한 것 외에 총론에서도 언급하고 있는 점으로 보아, 당시에 차를 약물로서 비교적 활발히 사용했음을 추정할 수 있다.

―――――――――
＊현존하는 가장 오래된 한의학 서적. 만들어진 시기는 대략 춘추전국시대 중 제왕기(기원전 770~221)로 추정되며 후대에 계속 증보되었다. 소문(素問)과 영추(靈樞)의 두 부분으로 나뉘어 있다.

◆ 『탕액본초』 원문과 해설

茗苦茶

氣微寒 味苦甘 無毒 入手足厥陰經

液云 臘茶是也 淸頭目 利小便 消熱渴 下氣消食 令人少睡

中風昏憒 多睡不醒 宜用此

入手足厥陰 茗苦茶 苦甘微寒 無毒 主瘻瘡 利小便 去痰

熱渴 治陰證湯藥內用此 去格拒之寒 及治伏陽 大意相似

茶苦 經云 苦以泄之 其體下行 如何是淸頭目

명고차

기는 약간 차고 맛은 쓰고 달다. 독이 없고 수궐음심포心包경과 족궐음간肝경에 들어간다.

납차가 이것이다. 머리와 눈을 맑게 하고 소변이 잘 나오게 하며 기운을 내리고 음식을 소화시킨다. 사람에게 잠을 적게 하며 중풍으로 정신이 몽롱해지고, 잠이 많아 정신이 맑지 않을 때는 마땅히 차가 좋다. 수궐음심포경과 족궐음간경에 들어간다.

차는 쓰고 달며 약간 차갑고 독이 없다. 부스럼을 치료하고 소변을 잘 나오게 하며 담과 열로 인한 갈증을 없애준다. 음증을 치료하는 탕약에 사용해서 한기가 밀어내는 현상을 없애주며 잠복된 양기도 치료하는데 큰 뜻은 서로 비슷하다. 차에는 쓴맛이 있으니 『황제내경』에 이르기를 쓴맛은 아래로 내린다고 하여 그 본체는 아래로 향

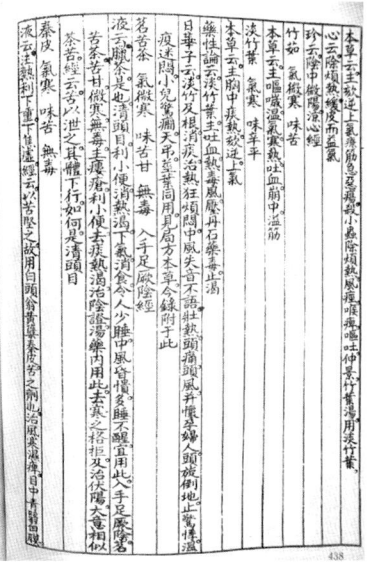
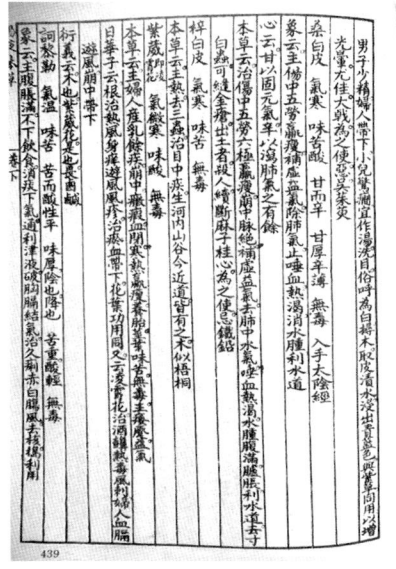

『탕액본초』

하는데 어떻게 머리와 눈을 맑게 하는 것일까?

『탕액본초』의 차에 대한 설명은 대체로 전前시대의 내용이 바탕을 이루지만 그중 특별한 것으로 "음증陰證의 탕약에 함께 사용하여 찬 기운이 막아 밀어내는 것을 없애준다"는 내용이 있다. 음증이란 일반적으로 신체의 기능 저하 상태, 몸이 찬 상태 등을 말한다.

그런 때에는 상식적으로 기를 북돋아 주고 따뜻한 약물을 써야 할 텐데, 기운을 내리고 성질이 차가운 차를 어떻게 활용한다는 것인지 쉽게 이해하기가 어렵다.

이 내용은 비유해서 설명하면 이렇다. 한겨울 아주 차가워진 무쇠

솥이 하나 있다. 그런데 이 솥을 데우려고 끓는 물을 갑자기 부으면 솥은 좀 데워지겠지만 차가운 솥의 표면은 수증기가 급하게 생기면서 요동을 치게 된다. 이것이 찬 기운이 열을 막아 밀어내는 힘이다. 이런 현상이 인체에서도 일어난다고 본다면, 음증으로 차가워진 몸에 급하게 따뜻한 약물을 복용하면 갑작스럽게 생긴 수증기의 요동이 체내에서 부작용을 일으키기에 충분하다. 결국 몸을 데우더라도 탕약에 차와 같은 찬 약물을 섞어서, 차가워진 몸을 같은 성질의 약으로 달래가며 따뜻한 약물의 효과를 보게 해야 한다는 뜻이다. 간혹 몸이 냉할 때에도 차를 쓴다는 말은 이런 경우에 해당될 수 있다.

또 약물의 귀경歸經에 대한 내용으로 "수족궐음경에 들어간다"고 했는데 귀경에 대해서는 먼저 경맥經脈을 이해하는 것이 필요하다. 경맥은 인체 기혈의 순환 통로로서, 한의학에서 말하는 육장육부六臟六腑는 각각의 고유한 경맥을 갖고 있다. 이런 경맥에도 약물의 효능이

❇ 약물 처방의 원칙

- 군君 : 처방에서 주요 효능을 나타내는 대표 약물
- 신臣 : 군약의 약력을 도와주는 약물
- 좌佐 : ① 주약의 지나침을 억제하는 작용
  ② 주약을 보조해서 부수적인 증상을 제거하는 작용
- 사使 : ① 약의 힘을 병의 장소로 끌어주는 역할 引經
  ② 기타 부수적인 약물

작용한다고 볼 때, 어떤 약물의 효과가 특징적으로 몇몇 경맥에 주로 나타나는 현상을 약물의 귀경이라고 한다.

여기서 궐음厥陰이란 육경六經-太陽·少陽·陽明·太陰·少陰·厥陰의 하나로 육경 이론 속에서 궐음은 음기가 끝나는 마지막 단계를 의미한다. 원문에서 말하는 수족궐음경은 각각 심포경과 간경을 뜻한다.

차의 귀경에 대해서는 후대에 다른 의견이 생기게 된다. 따라서 다소 혼란스러운 면이 있지만 중요한 것은 『탕액본초』가 최초로 약물의 귀경을 언급했고 차를 음의 성질이 있는 약물로 정하고 있는 점이라 할 수 있다. 비슷한 맥락에서 『탕액본초』의 총론 부분에서는 차를 음 중의 양陰中之陽으로 말하고 있다. 총론의 설명은 "차의 쓴맛이 기를 내려, 음이지만 그 맛이 엷기薄 때문에 어디든 잘 통하게 된다. 따라서 음 중의 양이라고 한다"고 했다.

원문 끝에 의문을 표시한, 기를 내리더라도 머리와 눈을 맑게 하는 이유는 바로 여기서 해답을 주고 있다. 이에 대해 후대인 명明대의 『본초회편本草會編』에는 "차를 채취하는 가장 적당한 시기가 싹이 날 때이므로 봄의 상승 기운을 바로 받아 비록 그 맛은 쓰지만 기는 엷어 음 중의 양이다. 오르기도 하고 내리기도 하여 머리와 눈을 이롭게 한다"고 했다. 『탕액본초』는 미味를 위주로 설명하고 있고 『본초회편』은 기氣를 함께 얘기하고 있어, 두 내용은 비슷하면서도 약간 차이가 나는데 『본초회편』의 설명이 좀 더 발전된 내용이라고 여겨진다.

하지만 차인들이 자주 언급하는 『본초강목本草綱目』에서는 차를 "음 중의 음陰中之陰"이라고 했다. 특히 "『본초회편』은 차를 음 중의 양이라 한다"고 인용하면서 바로 이어서 자신의 의견을 "음 중의 음"이라고 기술했다. 대단히 자신에 찬 의견 개진이다. 이 부분에 대해서는 『본초강목』편에서 다루기로 한다.

또한 원문에서 "납차臘茶가 이것이다"라는 설명이 있는데 납차의 정의에 대해서는 대체로 두 가지 의견이 공존한다. 먼저 밀납과 관련해 덩어리차 내지는 차탕에 떠오르는 거품이 밀납 같다는 데서 유래한 차라는 의견으로, 정확히 납면차蠟面茶를 일컫는다는 것이다. 또 다른 의견은 납臘자의 의미가 섣달, 즉 음력 12월경을 뜻하므로 봄기운이 생기려고 하는 때의 아주 어린 잎을 채취해 만든 고급차라는 의견이다. 우리나라 선조들의 차시茶詩를 보면 납차를 후자의 내용으로 이해한 듯한 내용이 더러 있다. 한의학에서도 『동의보감東醫寶鑑』에서는 아주 어린 잎으로 만든 차가 납차임을 뚜렷이 하고 있다. 이러한 주장 속에 송宋대 정대창程大昌의 『연번로속집演繁露續集』에는 "… 그 탕면의 거품이 녹은 밀납과 흡사하다. … 요즘 사람들은 흔히 납蠟을 납臘이라 쓰고 이른 봄에 딴 차의 의미로 받아들이는데 그 근본을 잃은 것이다"*라는 비교적 명쾌한 설명이 있다.

그런데 한의학에서는 납차의 정의에 대한 또 다른 의견이 있다. 『탕액본초』와는 시간적으로 떨어진 청淸대의 기록으로 장로張潞의 저서 『본경봉원本經逢原』에는 "묵은 차를 납차라 한다. 이는 겨울의 섣달을 거쳤기 때문이다"라고 했다. 뜻밖의 해석이라는 생각도 들지만 같

---

* 김명배, 『다도학논고』, 대광문화사, 1999, 540~541쪽

은 책에는 마치 납차의 의미를 강조하는 듯 "새 차를 마시면 사람의 목소리가 맑지 못하게 되니 그것은 화의 기운이 울체되기 때문이다"라는 내용도 있다.

이 말은 전통적으로 차는 화기火氣를 입힌 것이 좋기 때문에 열을 이용해 차를 가공하지만 만든 지 얼마 되지 않은 차는 화가 울체되는 부작용이 우려되므로, 좋은 약효를 위해서는 차에 입힌 화기가 순화될 시간이 필요하다는 의미로 이해할 수 있다.

납차의 정의에 대해서는 이렇게 다양한 의견이 있다. 그런데 필자는 나름대로 이유가 있는 설명에 무엇이 옳고 그른지 따지는 것은 별로 의미가 없다고 본다. 다만 『본경봉원』의 내용은 이론적으로 타당하고 차의 약효 연구에 있어서도 고려할 만한 충분한 가치가 있다고 생각한다.

『본초강목』과 차

『본초강목』은 일반인에게도 많이 알려진 의서醫書로서 명明, 1368~1644나라 시대 이시진李時珍, 1518~1593이 지었다. 본서는 방대한 자료로 볼 때, 당시로서는 세계 최대의 약물 서적이었으며 1659년 폴란드인 미하엘 보임Michael Boym에 의해 식물 부분이 라틴어로 번역되어 유럽에도 전해지게 되었다.

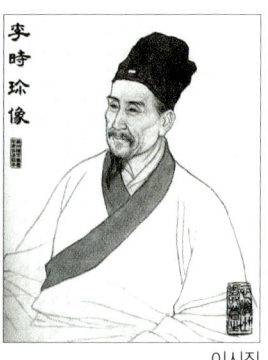
이시진

책에는 전 시대에 기록된 약물 외에 374종의 약물을 추가했고 각 약물에 대한 이론과 임상의 내용을 광범위하게 수록했다. 저술 기간도 만만치 않아 26년이란 긴 세월이 본서의 집필에 소요되었으며 책의 정식 간행은 이시진의 사후 3년째 해 그의 아들이 조정에 바쳐서 이루어지게 된다.

『본초강목』의 차에 대한 기록은 그 내용이 다른 본초서에 비해 꽤 많은 양을 차지하고 있다. 당시에는 이미 본초서뿐만 아니라『다경』

「본초강목」

을 위시한 많은 차 전문서들이 있었으므로 이시진도 여러 서적을 인용하여 차의 약효 외에 다양한 내용을 소개했다. 『본초강목』에서는 특이하게 차를 과부果部에 넣어 설명하고 있는데 이는 차의 열매도 약으로 활용했음을 알 수 있게 한다.

◆ 『본초강목』 원문과 해설

茗葉
氣味 苦甘 微寒 無毒
主治 瘻瘡 利小便 去痰熱 止渴 令人少睡 有力悅志 下氣 消食 作飮 加茱萸 葱 薑良 破熱氣 除瘴氣 利大小腸 淸頭目 治中風昏憒 多睡不醒 治傷暑 合醋 治泄痢 甚效 炒煎飮 治熱毒赤白痢 同芎藭 葱白煎飮 止頭痛 濃煎 吐風熱痰涎

명엽
기미는 쓰고 달며 약간 차고 독이 없다.
주로 부스럼을 치료하고 소변을 잘 나오게 하며 담열을 없애고 갈증을 멎게 한다. 사람으로 하여금 잠을 적게 하고 힘이 나게 하며 마음을 즐겁게 한다. 기운을 내리고 음식의 소화를 돕는다. 수유, 파, 생강 등과 함께하여 마시면 좋다. 열기를 없애주고 더러운 기운을 제거하며 대장과 소장을 이롭게 한다. 머리와 눈을 맑게 하고 중풍으로 정신이 흐려지거나 잠이 많아 정신이 희미한 것을 치료한다. 더위로 인한 병을 치료한다. 식초와 함께 사용하면 이질을 치료하는 데 효과가 좋다. 볶아서 달여 마시면 열독으로 인한 여러 이질을 치료한다. 궁궁이, 파와 함께 달여 마시면 두통을 멎게 한다. 진하게 달이면 풍열*로 인한 담을 토하게 한다.

『본초강목』의 원문도 앞선 서적들의 내용을 거의 인용하고 있다. 『다경』을 인용하여 "『신농식경』에 '유력열지有力悅志'라 한다"는 구절도 있다.

다른 내용이 있다면 궁궁이와 파를 함께 복용한다는 것과, 차를 진하게 마셔 토하는 것이 풍과 열로 인한 담이라는 점을 정확히 하고 있는 것 등을 들 수 있다.

원문 외에 이시진은 여러 학자의 주석을 열거하면서 자신의 관점도 피력하고 있다. 그의 주장 중에서도 대표적인 것은 차를 "음 중의 음"이라 규정한 것이라고 할 수 있다. 그 이유로 이시진은 "차의 쓴맛과 찬 기운이 아래로 내리는 기운이 가장 강해서 음 중의 음이라 한다"고 했다. 이는 차의 기운이 엷어 오르기도 하고 내리기도 하여 "음 중의 양"이라고 한, 앞에서 다룬 『탕액본초』와는 사뭇 다른 이야기다. 차의 작용이 머리를 맑게 한다는 것도 『탕액본초』에서는 차의 기운이 머리로 올라간다고 했지만 이시진은 화기火氣가 내리면 저절로 머

---

*화를 많이 내거나 정신적 피로가 누적되어 긴장이 풀리지 않고 사람이 늘 상기되어 있어서 어지럽고 구역감이 있기도 하며 눈이 충혈되고 얼굴이 붉어지는 등의 증상이 있는 경우를 말한다.

리는 맑아지는 것이라 설명했다.

결국 『본초강목』은 차가 지닌, 기를 내리는下氣 성질을 강조하며 약효를 설명하고 있다. 이는 병의 원인으로 '화火가 만병의 근원'인 것처럼 설명하는 데서 나온, 화를 강조한 이시진의 주장에 근거한 것이라 할 수 있다. 따라서 차가 "음 중의 음" 또는 "음 중의 양"이라 하는 것은 다른 관점에서 나온 해석의 차이일 뿐 절대적인 정의는 아니라고 볼 수 있다. 이시진의 이런 주장은 한의학의 보편적인 이론은 아니고 단지 화를 중요시하는 학파들의 특별한 논거라 할 수 있다.

그러면서도 이시진은 "차를 따뜻하게 마시면 화기가 찬 기운을 따라 내려가지만 뜨겁게 마시면 차가 화기를 따라 올라간다"고 했다. 차의 기운은 스스로 상승하지 못해도 다른 힘을 빌어 올라갈 수 있다는 설명이다. 참으로 복잡하다는 생각이 든다.

차의 부작용에 대한 얘기도 있다. 피가 부족하고 몸이 허약하며 차가운 사람이 차를 오래 마시면 원기가 손상받고 소화기가 찬 것을 더 싫어하게 되므로 토극제수土克制水를 못하게 되고 그로 인해 인체의 정기精氣와 혈기血氣가 은근히 약해져 담痰·구역嘔逆·황달黃疸 등의 질병을 야기한다고 했다.

여기서 토극제수란 오행五行 이론 중에서 상극相克의 원리로 토가 수를 억제해야 자연이나 인체가 정상적인 운행 질서를 갖는데 그렇지 못한 상태가 되었다는 것이다. 오행 중 토는 인체의 소화기와 중화中和를 의미하고, 수는 신장 계통과 찬 기운을 뜻한다. 따라서 소화기가 찬 기운을 제어해야 함에도 소화기가 너무 약해져 찬 기운을 부

✱ 음양오행론

음양론

춘추전국시대 제자백가諸子百家의 여러 사상 중 음양가陰陽家의 학설을 말한다. 제齊나라의 추연鄒衍·추석鄒奭 등이 그 대표적 사상가이다. 이후 음양론은 북송北宋의 주돈이周敦頤 등의 태극도설太極圖說 확립에 기여하며 이론이 보다 정립되었고, 남송의 주자朱子에게 영향을 주어 주자학朱子學을 탄생시키는 바탕이 된다. 음양이란 세상 모든 사물의 형태와 현상을 표현하는 이원론적二元論的 기호記號 체계라고 할 수 있다. 음과 양이라는 두 개의 기호에 모든 사물을 포괄·귀속시키는 것이다. 이는 하나인 본질을 양면으로 관찰하여 상대적인 특징을 지닌다. 따라서 음양은 그 뿌리가 같으며(상호동근相互同根), 음 속에 양이 있고(음재내양陰在內陽), 양 속에 음이 있으며(양재내음陽在內陰), 서로 배척하지만 의지하는(상호대대相互對待) 성질을 갖는다.

오행론

오행은 목木·화火·토土·금金·수水의 세상에 존재하는 다섯 가지 구성 요소를 이용하여 만물의 운행 원리를 설명하는 이론이다. 오행의 원리에 대해서는 여러 가지 억측이 많으나 핵심 내용은 계절의 흐름으로 봄이 가면 반드시 여름이 오고 겨울이 지나면 다시 봄이 오듯 세상의 법칙을 순환론의 관점에서 바라본다는 것이다. 또한 오행의 각 요소가 서로 간에 미치는 영향을 살펴 우주의 질서에서부터 사람의 일상사에 이르기까지 세상에 일어나는 모든 현상의 상황 인식을 오행 체계 속에서 해석하는 이론이다.
① 오행상생五行相生 : 오행의 운행에 따라 서로 다른 것을 낳는 관계이며, 곧 목생화木生火·화생토火生土·토생금土生金·금생수金生水·수생목水生木이 된다.
② 오행상극五行相剋 : 상극에는 억제抑制·저지沮止의 뜻이 내포되었고, 그 상호 관계는 목극토木剋土·토극수土剋水·수극화水剋火·화극금火剋金·금극목金剋木으로 되었다.

담스러워 하니 인체에는 여러 병이 생긴다는 것이다.

이외에도 공복에 소금과 함께 차를 마시는 것은 소화기는 물론 신장 계통에 영향을 주어 도둑을 방으로 불러들이는 것 같다고 했다. 한편 식사 후 진한 차로 입을 헹구는 것은 비위脾胃에 손상을 주지 않고 텁텁함을 없애며 치아를 튼튼히 하는 데 도움을 준다고 했다. 또 차가 술을 깨게 하고 음식의 독을 풀어준다고 했다.

또한 이시진은 자신의 차 생활에 대한 경험담으로, 젊은 시절 기운이 왕성할 때는 차를 많이 마셔도 몸이 건강해지는 것 같았지만 중년이 되어 소화기가 약해졌을 때 차를 마시니 스스로 그 해로움을 느끼겠더라면서 차 동호인들에게 이 점을 주의할 것을 당부하고 있다.

❊ 사물의 오행배속표

	목	화	토	금	수
계절	봄	여름	장하長夏	가을	겨울
오미五味	신맛	쓴맛	단맛	매운맛	짠맛
오장五臟	간	심	비	폐	신
오부五腑	담	소장	위	대장	방광
오관五官	눈	혀	입	코	귀
방위	동	남	중앙	서	북
오색	청靑	적赤	황黃	백白	흑黑
오음	각角	치徵	궁宮	상商	우羽

❊ 오행의 상생상극도

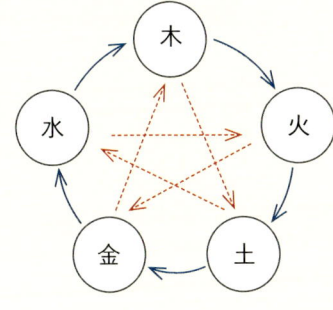

- 상생 : 목생화木生火 · 화생토火生土 · 토생금土生金 · 금생수金生水 · 수생목水生木
- 상극 : 목극토木剋土 · 토극수土剋水 · 수극화水剋火 · 화극금火剋金 · 금극목金剋木

『동의보감』과 차

『동의보감』은 유네스코UNESCO 국제자문위원회IAC에 의해 세계기록유산으로 등재될 만큼 우리만이 아닌 전 세계인의 의학적·문화적 자산이다.

1596년 조선朝鮮의 태의太醫였던 허준許浚, 1537~1615은 선조宣祖의 명으로 편집국을 설치하고 의서 편찬을 시작했는데, 왜란 등 우여곡절을 겪은 끝에 광해군光海君 때인 1610년에 이르러서야 그 작업을 마치게 된다.

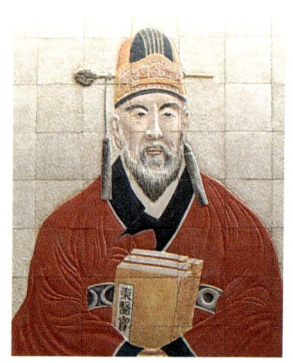
허준

『동의보감』은 그때까지의 의학 이론과 임상 자료를 집대성하여 의학의 백과사전이라 할 정도로 방대한 내용을 담았으며, 전 25권으로 당시로서는 세계에서 가장 뛰어난 의서라 할 수 있다.

특히 약재 부분은 우리나라에서 주로 나는 약재를 위주로 정리하여 백성들의 약재 활용에 현실적인 도움을 주도록 했다.

『동의보감』

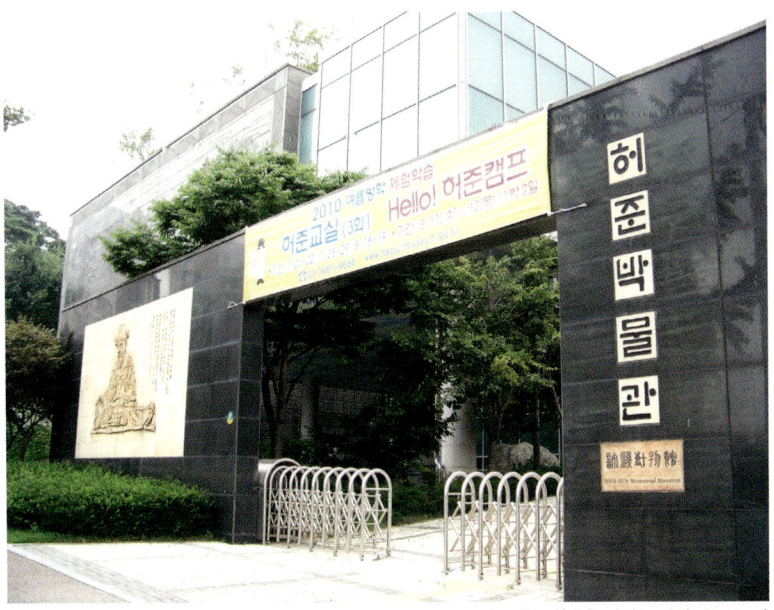
허준박물관(서울 강서구 가양2동 26-5)

또한 저자인 허준의 일대기는 독자들도 알다시피 현대인에게 본받을 만한 인간상 내지는 훌륭한 의자醫者상의 귀감龜鑑으로 많은 이에게 감동을 주고 있다.

◆ 『동의보감』 원문과 해설

苦茶
작설차 性微寒 一云冷 味甘苦無毒 下氣 消宿食 淸頭目 利小便 止消渴 令人少睡 又解炙炒毒
樹小似梔子 冬生葉 早採爲茶 晩採爲茗 其名有五 一曰茶 二曰檟 三曰蔎 四曰茗 五曰荈 古人謂其芽爲雀舌麥顆 言其至嫩卽臘茶是也 採嫩芽搗作餅竝得火良 茗或曰荈 葉老者也(本草)
入手足厥陰經 飮之宜熱 冷則聚痰 久服去人脂令人瘦(入門)
蒙山茶性溫 冷病最好 宜興茶 陸安茶 東白山茶 神華山茶 龍井茶 閩臘茶 蜀苦茶 寶慶茶 廬山雲霧茶 俱以味佳得名
一人好食燒鵝不輟 醫者謂其必生內癰 後竟不病 訪知此人 每夜必啜凉茶一椀 此其解毒(食物)

고차
작설차는 성질이 약간 차다. 한편으로 냉하다고 한다. 맛은 달고 쓰며 독이 없다. 기를 내리고 오래된 체기를 풀어준다. 머리와 눈을 맑게 하고 소변을 좋게 하며 소갈(당뇨)을 그치게 한다. 잠을 적게 하고 굽고 볶은 독을 없애준다.

나무는 치자나무와 비슷하다. 겨울에 잎이 나고 일찍 딴 것은 다라 하고 늦게 딴 것은 명이라 한다. 그 이름을 딴 시기에 따라 다섯 단계로 나누는데 첫째 다, 둘째 가, 셋째 설, 넷째 명이고 다섯째가 천이다. 옛사람들이 그 싹을 작설, 맥과라 했는데 아주 어린 잎을 말하는 것으로 납차가 바로 이것이다. 어린싹을 채취하여 찧어서 떡을 만드는데 화기를 얻은 것이 좋다. 명은 천이라고도 하며 센 잎을 말한다.(『신농본초경』)

수족궐음경에 들어가고 뜨겁게 마시는 것이 좋다. 차게 마시면 담이 생긴다. 오래 먹으면 사람의 지방이 줄어들어서 마르게 된다.(『의학입문醫學入門』)

몽산차는 성질이 따뜻하여 냉병에 가장 좋다. 의흥차, 육안차, 동백산차, 신화산차, 용정차, 민납차, 촉고차, 보경차, 여산 운무차 등은 좋은 맛을 지녀서 명성이 있다.

구운 거위고기 먹기를 너무 좋아한 어떤 사람에게 의사가 반드시 내옹內癰이 생길 것이라 했는데 끝내 그 병이 생기지 않았다. 그 사람을 방문하여 알아보니 꼭 매일 밤 서늘한 차 한 사발을 마시고 있었다. 이것이 독을 풀어준 것이다.(『식물본초食物本草』)

『동의보감』「탕액편湯液篇」에는 차에 대해서 위와 같은 내용이 기술되어 있는데 대부분은 다른 본초서를 인용한 것들이다. 『동의보감』이 앞에서 말한 대로 백과사전처럼 많은 의서의 주요 부분을 편집한 성격을 갖기 때문인 듯하다. 다만 "아주 어린 잎을 납차라 한다"는 내용은 이미 『탕액본초』에서 언급한 바 있다.

생소한 문구가 있다면 『식물본초』를 인용한 "차가 구운 거위고기의 독을 풀어준다"는 것을 들 수 있다. 『본초강목』에도 같은 내용이 있지만 두 책 모두 여기에 대한 설명은 따로 하지 않는다. 쉽지 않은 내용이지만 독자들을 위해서 그 이유를 간단히 살펴보면 다음과 같다.

① 굽는다는 것은 열과 함께 수분을 없애서 건조하게 만드는 행위이다.
② 따라서 구운 독은 쉽게 열독과 건조한 독이라 할 수 있다.
③ 차의 냉하고 하기하는 성질로 열을 내리고, 갈증을 없애주는 작용으로 건조한 독을 풀어 구운 독을 해소한다.

다른 시각에서 '탄닌tannin 등 차 성분의 흡착력을 이용한 소화관 내 유해 물질의 배출'이라는 측면에서도 타당하다고 할 수 있다. 또한 현대인의 식생활과 공해의 문제로 인한 체내 중금속 침착에도 응용할 수 있을 것으로 생각된다. 여기서 내옹이란 종양이 외부에 드러나지 않고 내부에 있다는 것이지만 암이라고 단정할 수는 없다.

그 밖에 「탕액편」이 아닌 다른 부분에서 차를 단방單方으로 이용하는 경우를 접할 수 있는데 두통, 소화 장애, 가슴앓이, 눈을 맑게 할 때, 졸음 등에 쓴다고 했다.

한편 『동의보감』에는 다른 산散·환제丸劑를 복용할 때 차 달인 물을 이용하는, 곧 조복調服하는 예가 많이 관찰된다. 물론 이런 내용도 『동의보감』의 독자적인 의견이라기보다는 다른 의서에서 인용한 것이 많지만, 짐작건대 과거에는 전반적으로 약물로서의 차 활용이 생각 이상으로 활발했음을 알 수 있다.

특히 머리, 눈, 귀 질환의 경우에는 상당수의 처방에서 차를 함께 복용하라 했고 인후咽喉 등의 질환에도 몇몇 처방에서 차를 조복할 것을 권하고 있다. 대체로 병의 원인이 화火와 관계된 경우에 차를 응용하는 것 같다. 이러한 차의 활용은 한약 복용의 방법론에서 타당성이 충분하다고 본다. 하지만 현대 약리학적으로 차가 다른 약의 작용에 미치는 영향을 고려할 때 논란의 여지도 있을 수 있다. 더욱 분명한 연구가 요구된다고 하겠다.

잃어버린 문화. 필자는 이 말이 우리나라 고유의 차 문화를 규정하는 말로서 무척 적당하다고 생각한다.

현재 '우리 주위의 차 문화'를 떠올리면 곱게 차려입은 한복, 고가구, 그리고 여러 가지 우리 것으로 꾸며진 다실 등이 떠오른다. 하지만 그렇게 치장했다고 그 모습을 모두 전통이라고 인정하기엔 다소 무리가 있기 때문이다.

마찬가지로 한의학에서의 차도 현실적으로 '잃어버린 약재'이다. 차는 예전부터 많은 본초서에서 작지 않은 비중으로 다루어졌다. 『동의보감』에서와 같이 조복하는 경우도 발견된다. 하지만 현재 우리의 한의계에서 차를 약재로서 활용하는 경우가 극히 드문 현실을 볼 때, 차의 활용 연구에 본초학자를 비롯한 많은 전문가들이 관심을 가지길 기대해 본다.

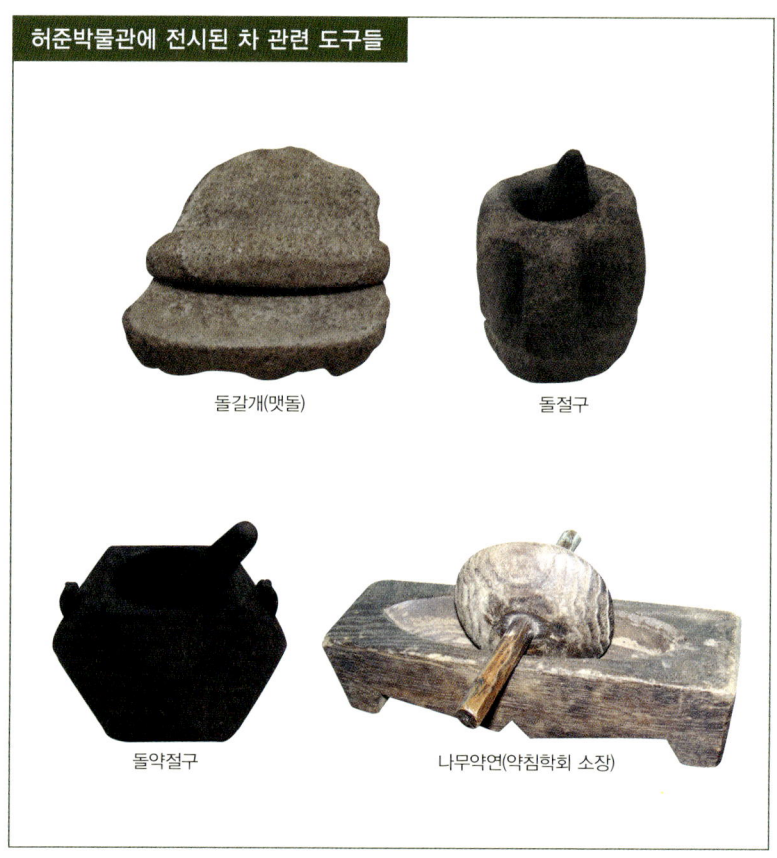

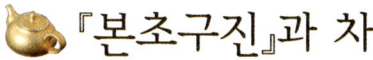
『본초구진』과 차

『본초구진本草求眞』은 『본초강목구진本草綱目求眞』이라고도 하며 중국 청淸나라 시대 황궁수黃宮繡의 저서이다.

그 이름에 걸맞게 실제 『본초강목』의 내용을 토대로 약물을 효능별로 분류하여 설명한 책이다. 따라서 차에 대한 설명은 『본초강목』을 거의 인용하고 있어 새로운 것은 없지만 중요한 부분을 잘 정리한 느낌이 든다.

◆ 『본초구진』 원문과 해설

茶茗

茶茗(專入胃腎) 大者爲茗 小者爲茶 茶稟天地至淸之氣 得春露以培 生意克足 纖芥滓穢不受 味甘氣寒 故能入肺淸痰利水 入心淸熱解毒 是以垢膩能滌 炙煿能解 凡一切食積不化(屬滯屬濕) 頭目不淸(屬熱) 痰涎不消 二便不利 消渴

의학서에 나타난 차 53

不止 及一切便血吐血衄血血痢 火傷目疾等症 服之皆能
有效(湯液云 茶苦寒下行 如何是淸頭目 蒙筌曰 熱下降 則上自淸
矣) 但熱服則宜 冷服聚痰 多服少睡(損神) 久服瘦人(傷精)
至於空心飮茶 旣直入腎削火 復於脾胃生寒(陽臟服之無礙
陰臟服之不宜) 萬不宜服

茶之産處甚多 有以陽羨名者 謂之眞巖茶 治能降火以淸頭
目 有以臘茶名者 以其經冬過臘 佐劉寄奴治便血最效 有
以松蘿名者 是生於徽 尙於化食 有以日鑄名者 生於浙紹
尙於淸火 有以建茶名者 生於閩地 尙於辟瘴 有以苦丁名
者 産於六合 尙於止痢 有以普洱名者 生於滇南 尙於消食
辟瘴止痢 至於蒙山 世所罕有 且有許多僞充 眞僞莫辨 然
大要總屬導痰宣滯之品(茶與生薑同煎 名薑茶散 能治赤白痢
蓋茶助陰 薑助陽 合用使其寒熱平調) 雖一日之利暫快 而終身
之累斯大 損多益少 服宜愼矣

다명은(위와 콩팥에 들어간다) 큰 것은 명이라 하고 작은 것은 다라
고 한다. 차는 천지의 지극히 청정한 기운을 타고난 것으로 봄 이슬
을 받고 자라나 생의가 지극히 충실하며 티끌 같은 더러움도 외부로
부터 받지 않는다. 맛은 달고 기는 차다. 따라서 폐에 들어가서 담을
없애고 수분 대사를 좋게 하고 심에 들어가서 열을 내리고 해독하
기 때문에 더러운 기름때를 씻어내거나 조열을 풀 수가 있다. 일체
의 소화 장애의 경우(체한 경우와 습에 의한 경우)와 머리와 눈이 맑

지 못한 경우(열에 의한 경우), 객담이 없어지지 않을 때, 대소변이 좋지 않을 때, 갈증이 심할 때는 물론 혈변이나 피를 토할 때, 코피, 화상, 눈 질환 등에 복용하면 모두 효과를 거둘 수 있다(『탕약본초』에 "차는 쓰고 차가워서 아래로 내려가는데 어찌 머리와 눈을 맑게 하는가" 했는데 『몽전蒙筌』에서는 열이 하강하면 위는 저절로 맑아진다 했다). 다만 뜨겁게 복용해야지 차갑게 마시면 담이 생긴다. 많이 복용하면 잠을 못자고(신을 상한다) 오래 복용하면 몸이 마른다(정을 상한다). 빈속에 차를 마시면 바로 신장으로 들어가 신화를 깎고 다시 비위에서 찬 기운이 생긴다(양장은 복용해도 해로움이 없으나 음장에는 마땅치 않다). 절대로 빈속에 복용해서는 안 된다.

차의 산지는 아주 많다. 양선이라 하는 것은 진암차를 말하는데 효능은 화를 내리고 머리와 눈을 맑게 한다. 납차는 겨울 섣달그믐을 보낸 차이다. 유기노초를 도와서 변혈을 다스리는 데 큰 효과가 있다. 송라는 휘주에서 생산되며 소화 작용에 효과가 있다. 일주는 절강성에서 자라며 화기를 맑게 해준다. 건차는 민 지방에서 나며 나쁜 기운(전염병)을 막아준다. 고정은 전국 어디에서나 자라며 이질을 멎게 한다. 보이는 전남성에서 자라며 주로 소화를 잘 시키고 나쁜 기운을 몰아내며 이질을 멎게 한다. 몽산에서는 매우 드물게 자라고 또한 가짜가 많아서 진품과 가짜를 구별하기가 매우 어렵다.

그러나 중요한 것은 모두가 담을 없애고 얽히고 막힌 것을 풀어주기 때문에(차를 생강과 함께 끓이면 강다산이라고 하는데 여러 이질을 치료한다. 차는 음을 돕고 생강은 양을 도우니 함께 사용하면 한열의 조화를 이룰 수 있다) 비록 하루의 이로움으로 잠시 상쾌해도 마침내는 몸에 끼치는 누가 더 커져 이로움이 적고 해로움이 많다. 따라서 복용할 때는 신중을 기해야 한다.

원문은 역시 전 시대의 내용이 대부분이다. 특징적으로 『본초강목』에도 있는 내용이지만 각 지방에서 생산되는 차의 약효가 조금씩 차이가 난다는 점을 설명한다. 그 차이는 제법의 다양성이나 발효의 정도에 따른 결과라고 보인다.

또한 분류학적으로 차가 아닌 고정苦丁 같은 식물을 차의 범주에서 다루고 있는 것은 차와 같은 식물로 혼동했다기보다 우리나라에서 흔히 백산차, 인삼차, 생강차 등 대용 음료들을 차라고 하듯이 중국에서도 차와 흡사하게 마실 수 있는 음료를 관습적으로 차라고 지칭한 것이라 생각된다.

원문의 송라도 본초학적으로는 소나무의 겨우살이 식물의 명칭인데 차의 종류인지 송라를 차와 흡사하게 음용했다는 것인지 확실하지 않다. 비슷한 경우로 해아차孩兒茶를 뜻 그대로 아주 어린 잎의 차라고 말하는 경우도 있는데 해아차는 콩과의 식물로서 차와는 전혀 다른 종임을 알리고자 한다.

한편 본초학의 발달 과정을 보면 중국의 명나라 때까지는 대체로 약물의 종류가 증가하는 경향이 있었다. 하지만 청대에 와서는 본초학도 고증학考證學의 영향으로 지나치게 관념적이거나 증거가 불충분한 내용에 대해서는 모두 회의를 품고 비판하게 된다. 결국 철저한 고증과 실질적인 세밀한 관찰을 통해 약물 효능에 대한 좀 더 뚜렷한 설명이 가능하게 되었다. 더불어『신농본초경』의 발굴을 비롯하여 고전에 대한 새로운 주석서들을 다양하게 선보이게 된다.

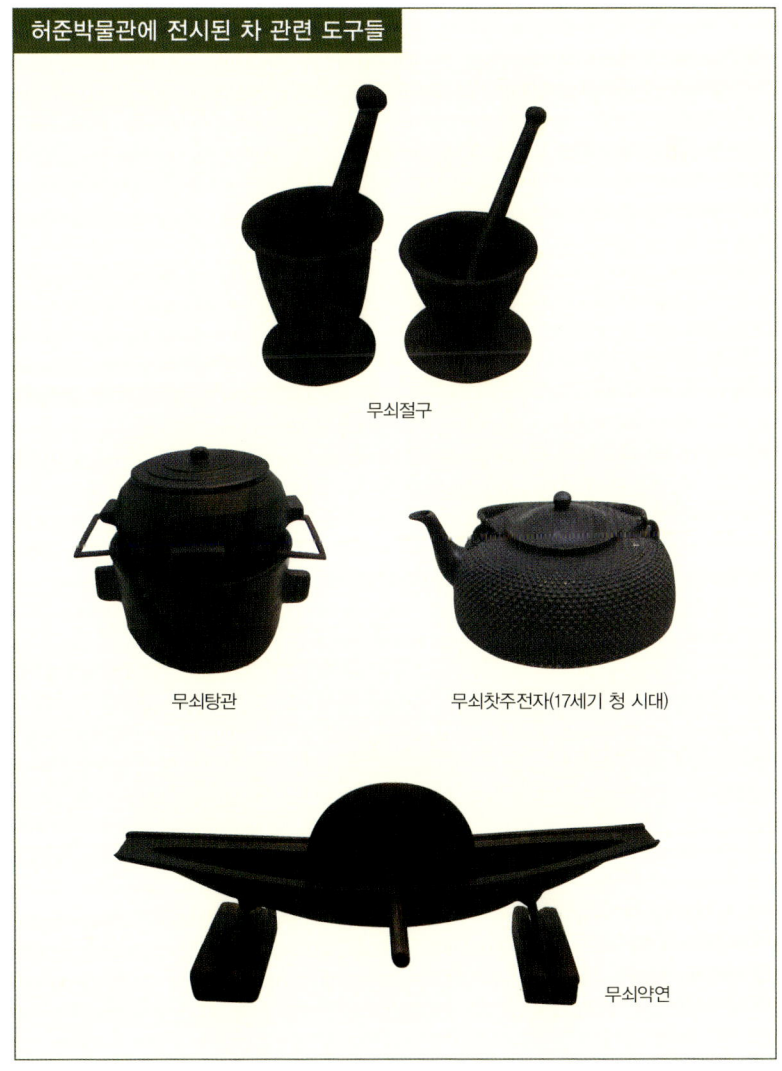

허준박물관에 전시된 차 관련 도구들

무쇠절구

무쇠탕관

무쇠찻주전자(17세기 청 시대)

무쇠약연

『본경소증』과 차

한의학 문헌에 나오는 차에 대한 내용을 정리해 보면 대부분이 하나의 줄기 속에서 설명되고 있음을 알 수 있다.

'차는 기가 냉冷하고 맛은 달고 쓰며 기운을 내린다는 것'에서부터 여러 효능을 유추하고 있는 것이다. 하지만 현대적 사고에서 보면 여전히 애매한 부분이 많다.

『본경소증本經疏證』은 추주鄒澍, 1790~1844의 저서로 당시 고증학의 발달에 따른 본초 연구 방법인 '세밀한 관찰을 통한 약효의 규명'이란 면에서 볼 때, 다른 본초서에 비해 차별화된 시각을 갖고 있다. 특히 식물의 형태, 산지, 부위, 색, 발생 시기 등을 종합적으로 분석해서 약효를 설명한 점은 약물 연구의 차원을 한 단계 높였다고 할 수 있다.

『본경소증』의 원문에는 차에 대한 독립된 설명은 없지만 추주의 시각에서 본초를 설명하는 기준을 살펴보고 차에 대한 효능을 유추해서 알아본다.

산지에 따른 효능

추주는 자라는 산지나 지형에 따라서 식물 본래의 성질이 결정될 수 있다고 했다. 그 성질을 식물이 갖고 있는 습기의 측면에서 보면, 대체로 건조한 곳에서 자라는 식물은 반대적인 성질인 습기를 갖는 음陰적인 것이 되고 습기가 많은 곳에서 자라는 식물은 습기를 이겨내는 건조한 성질을 갖게 된다고 한다.

이 해석은 음적인 성질濕을 갖는 것은 양陽적인 곳을 좋아하고 양적인 성질乾燥을 갖는 것은 음陰적인 곳을 선호한다는 것으로 이해할 수 있다.

그렇다면 차는 어떤가? 『다경』에서도 보면 으뜸인 차는 자갈밭에서 자란 것이라 했고 그 다음이 모래흙, 가장 좋지 않은 것은 황토흙에서 자란 것이라 했다. 결국 차는 건조한 땅을 좋아한다는 것을 알 수 있다. 따라서 차는 음적인 성질로 습기를 갖고 있고 갈증을 없애며 건조한 것을 윤택하게 할 수 있다. 산지에 따른 이런 해석이 식물 전체의 성질을 대별할 수는 없지만 중요한 판단 기준은 될 수 있다.

발생 시기에 따른 효능

발생 시기에 대해서 추주는 "초목은 싹과 잎이 날 때 약력이 시작되고 개화하고 결실할 때 힘을 마친다"고 했다.

그런데 초봄에 싹이 나고 여름에 꽃피고 가을에 결실하는 식물은 계절의 운행에 부합하기 때문에 특징이 없다. 하지만 어떤 식물은 이런 통상 규율에서 벗어나 특이한 생장의 모습을 보인다. 매화처럼 겨울에 꽃이 핀다든지 보리처럼 늦가을에 싹이 나는 것이 그것이다. 바로 그런 특징을 해당 식물의 본성으로 보는 것이다.

차의 경우는 개화 시기가 늦가을에 해당한다. 이것 또한 차 생장의 큰 특징이라 할 수 있다. 만물이 거두어지는 가을에 봄·여름 기운의 상징인 꽃이 핀다는 것은 차가 다른 식물과는 달리 가을·겨울의 기운을 받고 숙성한다는 것을 의미한다.

따라서 차는 기본적으로 서늘한 성질을 갖게 되는 것이다. 또한 발생 시기에 있어서 약재로 쓰는 부위가 생성되는 때도 중요하다. 흔히 이용하는 초봄의 어린잎은 비록 차가 서늘한 성질을 갖고 있지만 봄의 상승 기운을 타고났기 때문에 상승할 수 있는 여력을 갖게 된다.

다른 본초서에서 차는 상행上行하여 머리와 눈을 맑게 한다고 말한 것은 이런 이유 때문이다. 그런 측면에서 보면 여름에 딴 차나 가을에 딴 차는 그 작용이 다르다고 추정할 수 있다.

부위에 따른 효능

부위의 문제는 식물의 각 부위가 나름대로 작용하는 성질을 갖고 있다는 것이다. 요약하면 씨앗은 응고력凝固力을, 뿌리와 줄기는 생발력生發力을, 잎과 꽃은 발산력發散力을, 열매는 수렴력收斂力을 갖고 있다고 한다.

하지만 이 기준이 절대적이진 않다. 식물이 갖는 고유한 성질과의 상관성이 중요하다. 차에 있어서도 우리가 마시는 잎이 상승하거나 발산하는 힘만을 가지는 것이 아니다. 차의 본성이 냉하고 기氣를 내리기 때문에 그 바탕에서 잎의 작용을 이해해야 한다.

특히 발생 시기와 관련해서 초봄의 어린잎을 쓴다는 점도 중요한 고려 대상이다. 또한 이 관점에서는 잎이 아닌 차의 열매를 음용한다면 작용이 다를 것이란 점도 알 수 있다.

기氣·미味·색色의 관계

우리가 알고 있는 차의 기는 약간 차다微寒.

그런데 기가 차다는 것은 우리가 감지할 수 있는 온도의 개념으로는 이해하기가 힘들다. 냉차는 차다고 하지만 끓는 물에 우려낸 차가 차다는 것을 쉽게 납득할 수는 없다. 한의학에서 말하는 이러한 한열寒熱의 개념은 절대적인 온도를 나타낸 것이 아니고 기의 두터움과 엷음을 표현한 것이다. 현대적으로는 물질의 고유 파장 밀도의 차이로 구분하기도 한다.

즉, 기가 두터운 것은 활발한 에너지가 있다는 것으로 온溫이나 열熱의 기운을 갖게 되고 기가 엷은 것은 활성화된 에너지가 적어서 량凉이나 한寒의 기운을 갖게 되는 것이다. 결국 차의 기가 약간 차다는 말은 기가 엷기 때문이라고 볼 수 있는데 가을의 기운이 주로 작용하기 때문이다.

차의 꽃이 백색이라는 것도 의미가 있다. 백색은 오행의 색 배속에 있어서 금金의 기운, 즉 가을의 색에 해당한다. 따라서 차꽃이 가을에 피어나기도 하지만 백색을 띤다는 것은 가을의 기운을 더욱 깊게 담고 있는 것이라고 볼 수 있다.

또한 우리가 감각으로 느낄 수 있는 차의 맛은 쓴맛과 단맛이 주가 된다. 쓴맛은 아래로 내리고 단맛은 조화시킨다고 한다. 따라서 쓴맛은 음적인 성질이라 할 수 있고 기氣도 냉하여 차는 기미氣味 모두가 음적이다. 그 속에 포함된 단맛은 차의 기운을 부드럽게 조화시켜 주는 중요한 요소이다.

『본경소증』은 대체로 이런 논리로 약재의 작용을 분석하고 있어서 한의학적인 차의 효능 이해에 도움이 된다.

선현의 탁견에 필자의 생각이 첨가되어 혹 누가 되지 않을까 염려스럽다. 다소 논리의 비약이 있는 부분은 오직 필자의 부족함 때문이므로 이해를 구하고자 한다.

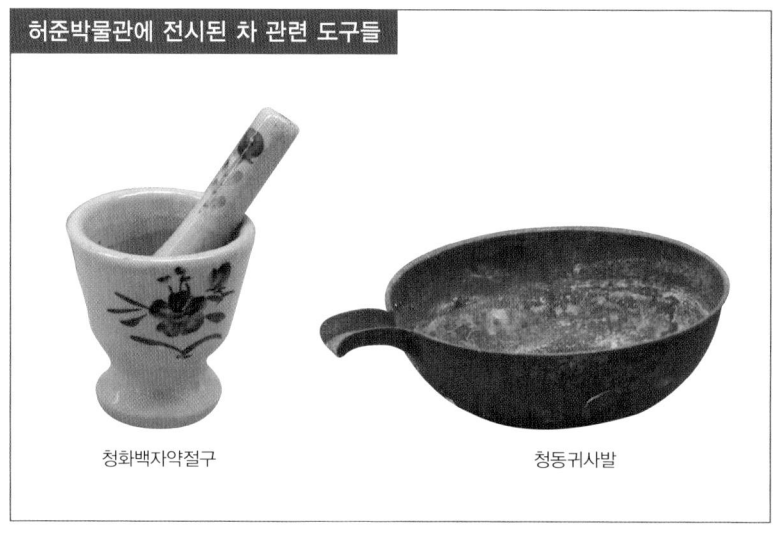

허준박물관에 전시된 차 관련 도구들

청화백자약절구　　　　　　　청동귀사발

차와 건강에 대한 최근의 이해

차는 폴리페놀(카테킨)이란 성분을 함유하여, 질병에 이르게 하는 프리라디칼의 공격을 방어하는 항산화 작용을 한다. 게다가 차는 발암 물질 생성을 억제하고 백혈구 수를 증가시키는 등 탁월한 항암 효과를 발휘한다. 체내 당분 흡수를 억제하고 총 콜레스테롤 수치를 낮추는 등 비만과 당뇨병도 완화시키는 차는 면역력을 증가시켜 궁극적으로 장수에 도움이 된다.

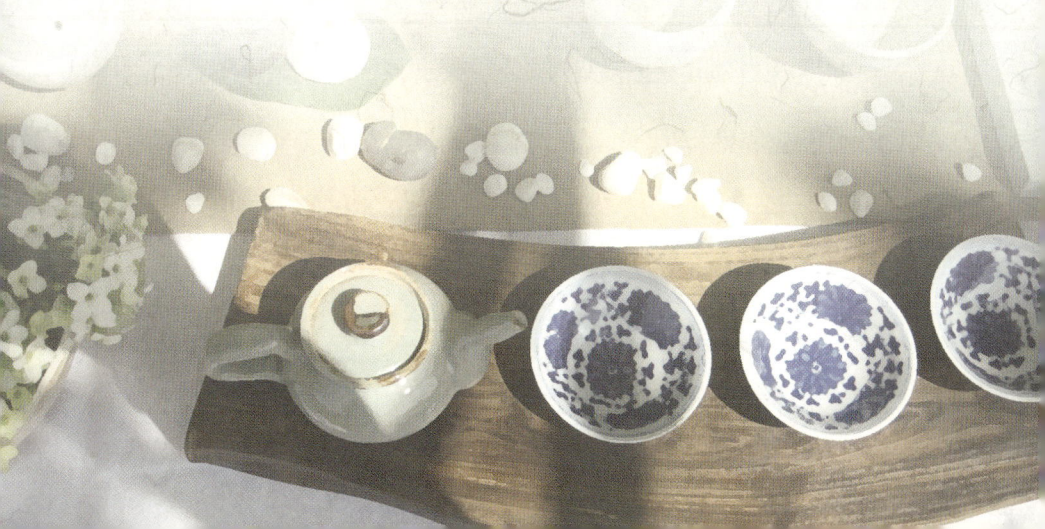

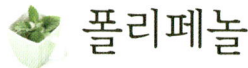 폴리페놀

흔히 차에 관한 자료나 책을 보면 폴리페놀polyphenol, 플라보노이드 flavonoid, 카테킨catechin 등의 용어를 자주 접하게 된다. 이 세 가지 용어가 서로 혼재되어 쓰이는 것도 볼 수 있다. 동일한 성분을 말하는 것 같은데 폴리페놀이라 하기도 하고 카테킨이라 할 때도 있어 가끔은 당황스럽기도 하다.

결론적으로 차에 있어서는 세 가지 모두 동일한 성분으로 보아도 무방하다. 성분 연구가 발전하면서 새로운 명칭을 정하며 빚어진 어쩔 수 없는 결과라고 할 수 있다. 폴리페놀은 차뿐만 아니라 과일이나 야채가 건강에 이롭다고 할 때도 역시 가장 중요한 성분으로 언급되고 있다.

차에 있어서도 물론 폴리페놀, 즉 카테킨이 우리 몸을 건강하게 하는 가장 중요한 성분이다. 또한 차의 폴리페놀은 다른 식물의 폴리페놀에 비해 더 나은 효과를 지닌 것으로 연구되고 있다. 폴리페놀을 안다는 것은 차와 건강에 대한 이해의 시작이라 할 수 있다.

폴리페놀은 화학적으로 히드록시기-OH를 함유한 화합물이라 한다. 히드록시 화합물이 무엇인지 알 필요는 없지만 우리가 언급하는 폴리페놀은 자연 상태에서 생성된 다가페놀多價 phenol로서 인체에서 항산화 효과를 보이는 뛰어난 물질이라는 점은 기억할 필요가 있다.

플라보노이드는 수많은 폴리페놀 중의 하나이다. 플라보노이드 혹은 바이오플라보노이드bioflavonoid

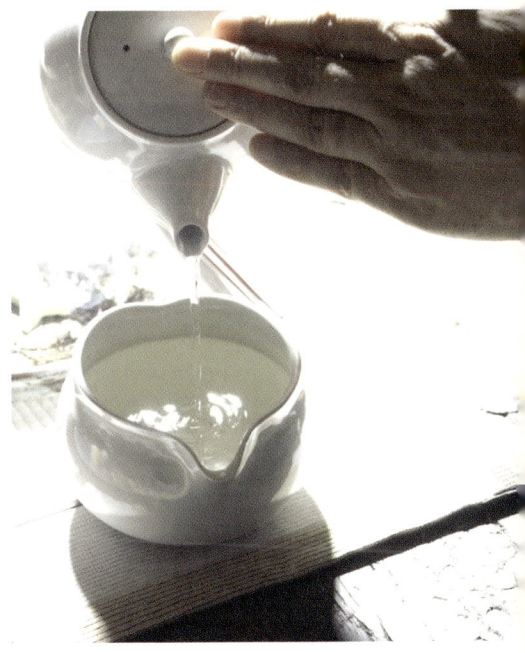

라 불리는 이 물질은 녹차나 여러 과일의 껍질, 채소 등에 많이 함유되어 있는데 플라보노이드가 유명해진 것은 자가 아니라, 바로 프랑스의 적포도주 덕분이었다.

1933년에 이미 프랑스의 포도주 제조 마을 주민이 다른 지방 사람들에 비해 장수한다는 사실이 알려졌다. 1979년에는 영국의 의학 저널을 통해 프랑스인처럼 포도주를 많이 마시는 사람들에게 상대적으로 심장병 발생이 적다는 사실이 밝혀졌다.

일반적으로 프랑스인처럼 담배를 많이 피우고 고지방 식품을 많이 섭취한다면 당연히 심장병 발생이 증가해야 할 텐데 그렇지 않은 이 현상을 '프랑스의 역설French paradox'이라 하기도 한다. 그 이유가 바로 적포도주 속에 들어 있는 플라보노이드 때문이다.

그런데 심장 질환 예방 효과가 있다는 적포도주 플라보노이드, 그 중에서도 아주 중요한 플라보노이드 몇 가지는 녹차에도 존재한다. 에피카테킨epicatechin(EC), 갈릭산gallic acid 등이 대표적인데 그렇다고 녹차가 적포도주 정도의 효과에 머무르는 것은 아니다. 오히려 녹차에는, 포도주에는 없는 유익한 플라보노이드가 더 많이 들어 있다.

카테킨은 다시 이런 플라보노이드의 일종이라 할 수 있다. 특히 카테킨은 다른 과일이나 채소에 비해 녹차에 가장 풍부하게 들어 있어서 카테킨을 녹차폴리페놀이라 부르기도 한다. 결국 폴리페놀, 플라보노이드, 카테킨은 용어가 다르다고 해서 각기 다른 물질이 아니다. 차에 대해서 얘기할 때는 거의 카테킨류를 의미한다고 할 수 있다. 차에 있는 이런 카테킨 중에서도 가장 많이 언급되는 것으로는, 갈로카테킨gallocatechin(GC), 에피카테킨, 에피갈로카테킨epigallocatechin(EGC), 에피카테킨 갈레이트epicatechin gallate(ECg), 에피갈로카테킨 갈레이트epigallocatechin gallate(EGCg)가 대표적이다. 이 다섯 가지 카테킨은 녹차 항산화 효과의 약 78%를 차지할 만큼 중요하며 나머지 22%를 다른 폴리페놀과 기타 성분들이 담당하고 있다. 이 중에서도 특히 EGCg는 녹차 전체 항산화 효과의 32%를 담당해서 현대 차 효능 연구의 가장 중요한 부분을 차지한다.

항산화 효과

인간이 생명 활동을 위해서 산소를 필요로 하는 모든 과정을 산화라 할 수 있다. 호흡을 통해 혈액에 산소를 공급하고 섭취한 음식물을 에너지로 만드는 과정 모두가 산화 작용이다. 이렇듯 산소는 우리에게 꼭 필요한 존재이지만 반드시 좋은 역할만 하는 것은 아니다. 공기 중에 노출된 쇠가 녹슬고 과일의 색이 변하듯 인체에도 산화 작용으로 불가피하게 조직의 손상이 유발되기 때문이다.

이런 산화 작용과 일치하는 것은 아니지만 산소 때문에 발생하는 인체의 손상을 설명하는 기전機轉, mechanism 중에 프리라디칼free radical, 즉 자유기 산소 이론이 있다. 엄밀하게 자유기 산소는 여러 프리라디칼의 일부이지만 같은 뜻으로 이해해도 된다.

산소의 소모 과정에서 어쩔 수 없이 유해 물질인 자유기 산소가 생기는데 자유기 산소란 쉽게 말하면 짝 잃은 산소라 할 수 있다. 안정된 산소는 갖고 있는 전자들이 서로 쌍을 이루고 있지만 산화 과정의 부산물로 일부 산소는 짝 없는 전자를 가진 프리라디칼이 되는 것이다.

외로움을 이기지 못하는 자유기 산소는 끊임없이 안정된 상태를 위해 인체 세포를 휘젓고 돌아다니며 전자를 구하고자 한다. 결국 어렵게 짝을 찾고 안정 상태가 되지만 문제는 그때까지 시달린 인체 세포가 손상된다는 점이다. 손상의 정도에 따라 심하면 질병에까지 이르게 된다.

이런 프리라디칼과 관련해서 동맥경화증, 뇌졸중, 치매, 만성 폐질환, 암 등 다양한 질환과의 상관성이 보고되고 있다. 최근에는 노화의 원인에 대해서도 프리라디칼 이론이 설득력을 갖고 있다.

항산화 작용이란 이런 프리라디칼의 공격을 방어하는 일을 주로 뜻하며 예방적 차원에서 많은 질병을 방어하는 벽을 마련해 주는 데 큰 의미가 있다. 비타민E, 비타민C, 플라보노이드, 베타카로틴 betacarotene, 셀레늄 selenium, 시스테인 cysteine 등이 유명한 항산화제들이다. 요즘에는 이런 항산화제를 추출된 정제로도 볼 수 있지만 그보다 우리 주위에 많은 신선한 과일이나 마늘, 당근 같은 채소 등이 풍부하게 함유하고 있다.

이런 음식을 섭취할 때에는 될 수 있으면 신선한 것을 껍질째 먹는 것이 중요하다. 신선하지 않은 음식을 먹으면 산화 방지는커녕 오히려 그나마 몸에 존재하는 항산화 벽을 파괴하는 경우까지 생길 수 있고, 과일의 항산화 물질은 껍질에 더 많이 함유되어 있기 때문이다.

차는 항산화제의 측면에서 단연 돋보이는 음료이다. 실험적으로 비타민E보다 더 강력한 효과를 나타내기도 하며 차의 폴리페놀은 여러 항산화제와는 다른 기전과 효과를 보인다.

또한 항산화 효과를 주로 고려한다면 발효차에 비해 녹차가 단연 우수하다. 임상 실험 결과를 보면 녹차가 홍차에 비해 여섯 배 정도의 항산화 효과를 발휘한다고 보고된 적도 있다.

그 이유는 차의 발효 과정에서 EGCg 같은 폴리페놀의 함량이 많이 감소하기 때문인 듯한데 그렇다고 발효차의 항산화 작용이 의미 없다는 것은 아니다. 녹차에 비해 효과가 떨어진다는 것일 뿐 발효차도 분명 좋은 항산화제로 기능할 수 있다.

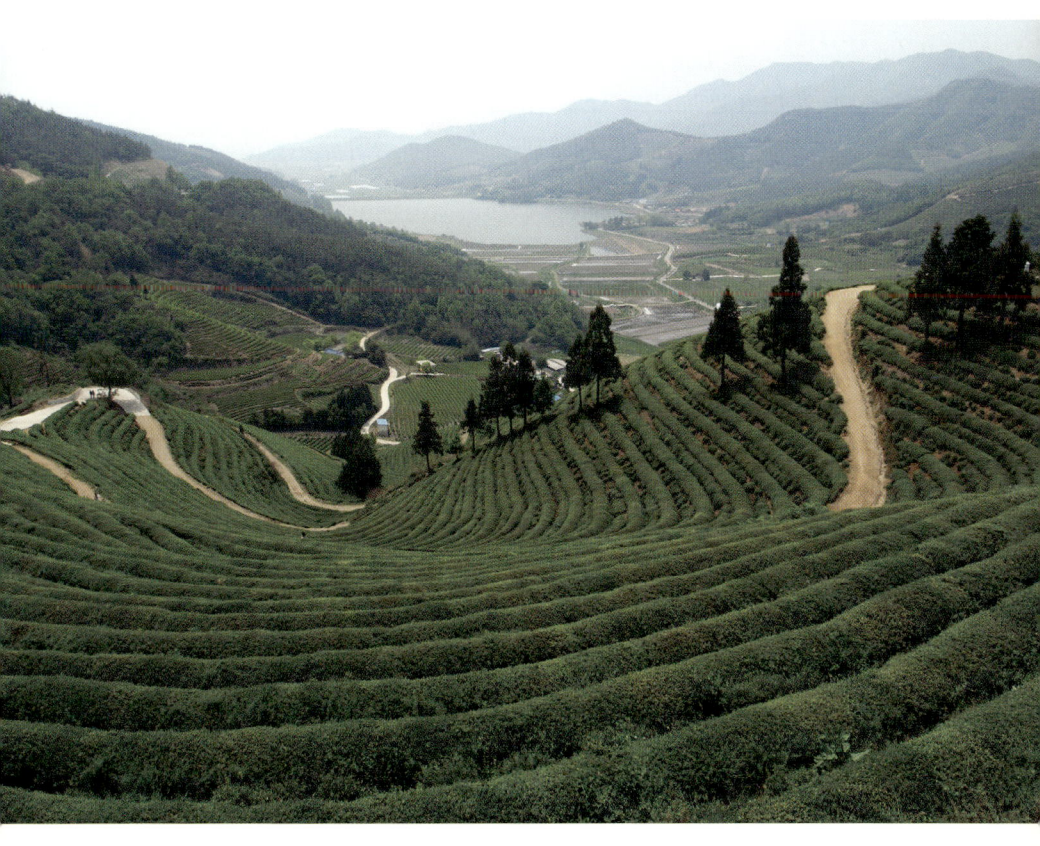

차의 항암 효과 1

1971년 미국의 닉슨Richard Milhous Nixon 대통령은 '암과의 전쟁War on Cancer'을 선포한다. 1960년대 말 인류의 영원한 꿈이었던 달 착륙을 실현하는 등 위대한 업적을 이루게 된 미국은 인간의 능력에 대한 자만과 자신감에 온통 젖어 있었다. 당시 미국인들은 인류가 달을 정복했듯이 20세기가 끝나기 전에 암을 정복할 것이란 닉슨의 선언을 의심 없이 당연하게 여기며 환호했을 것이다. 도전과 개척 정신이 지배하던 시절, 그로부터 20년간 미국은 아폴로Apollo 사업에 못지않게 암 연구에 수많은 돈을 쏟아부었지만 암은 그렇게 만만치 않았다. 달을 향한 인류의 투자는 조금씩 앞으로 나아갈 수 있었지만 암에 대해서는 제자리만 맴도는 듯한 허탈함을 연구자들은 느껴야 했던 것이다.

불쑥 이런 얘기를 꺼내서 미국을 비롯한 많은 국가의 암 정복을 향한 연구와 노력을 폄하하려는 것은 아니다. 단지 암이 현대 의학이 유지해 온 관념으로 병의 원인이 되는 물질을 찾고 그 원인을 제거하는 것이 곧 치유라고 보던 기존의 생각에 정면으로 배치되는 질병이라는 점을 말하고자 함이다.

암이란 세균이나 바이러스 덩어리가 아니었다. 인체의 세포가 그저 비정상적으로 증식하는 신체의 일부라는 것이 치료를 어렵게 했던 것이다. 물론 이제는 암 전문가들이 이 사실을 절실히 깨달아 암에 대한 공격적 치료법에 회의를 품고 유전자 단계의 연구나 암과 신체의 분리 개념보다 조화적 차원에서 접근을 시도하고 있다.

그런 관점에서 최근의 암 치료법이 국소적으로 암종을 없애는 데 집착하기보다 신체 전체의 신선함과 균형을 갖추는 데 역점을 두고 특히 정신적 안정을 중시한다는 사실은 시사하는 바가 있다.

어쨌든 암은 의학이 발달한 현재에도 난제가 아닐 수 없고 다른 질병에 비해 상대적으로 그 발생률은 오히려 증가 추세에 있다. 지금까지 기울인 노력에 비해 아직은 갈 길이 멀지만 언젠가는 인류가 암의 고통에서 벗어날 수 있을 것이다. 우리가 마시는 차도 그 길에 동행하는 훌륭한 파트너가 될 것이다.

암의 기전은 아직 확실한 것은 없지만 발암 물질과 발암 촉진 물질의 관점에서 설명하는 기전이 일반적이다. 암 발생 1단계에는 이니시에이터initiator라고 부르는 발암 물질이 세포의 유전 인자인 DNA에 상처를 주게 된다. 이니시에이터로는 화학 물질, 흡연, 방사능, 자외선, 바이러스, 정신적 스트레스 등 다양한 형태와 종류가 있다. 그러나 DNA가 상처를 입었다고 바로 암이 되는 것은 아니다. 정상 세포는 DNA의 상처를 회복하는 능력을 가지고 있지만 발생 2단계에 발암 촉진 물질이 관여하게 되면 세포는 암화할 가능성이 커지는 것이다.

이런 발암 촉진 물질을 프로모터promotor라고 하는데 담배, 염분, 지방, 태운 생선이나 고기 등이 있다. 경우에 따라서 이니시에이터와 프로모터로 함께 작용하는 발암 인자도 많이 있다. 발생 3단계에 이르면 암화된 세포가 비정상적인 증식을 통해 종양을 만들게 되고 다른 조직으로 전이하며 발전하게 된다.

암 발생과 관련한 차의 연구 중 대표적인 역학 조사로, 1981년 시즈오카靜岡 여대에서는 '타 지역에 비해 차를 많이 마시는 일본 시즈오카 주민들의 암 발생률이 상대적으로 매우 낮고 특히 위암 발생률은 일본 전국의 3분의 1밖에 되지 않는다'고 발표했다. 또한 1996년 미국의 미네소타Minnesota 대학에서는 아이오와Iowa의 여성들을 대상으로 8년간 관찰한 결과 '드물게라도 차를 마시는 여성이 전체 여성에 비해 암 발생률이 10% 정도 낮고 특히 차를 자주 마시는 여성은 차를 마시지 않는 여성에 비해 소화기 계통에서는 거의 70%, 비뇨기 계통에서는 40%나 적게 암이 발생한다'고 보고했다.

한편 실험적으로 암의 기전에 관계하는 차의 효능을 살펴보면, 먼저 차는 DNA 사슬의 안정성을 유지하는 데 도움을 주는 것으로 나타난다. 항산화 작용을 설명하면서 프리라디칼의 공격이 세포를 시달리게 한다고 했는데 이때 프리라디칼이 암의 이니시에이터가 되는 것이다. 이런 경우에 차는 프리라디칼의 공격을 효과적으로 차단하여 DNA의 손상을 방지하는 작용을 나타낸다.

또한 고기의 조리 과정에서 질산염이나 아질산염으로부터 니트로사민nitrosamine이라는 발암 물질이 생성되는데, 매일 3~5g 정도의 녹차를 섭취하면 니트로사민의 생성 억제에 탁월한 효과가 있음이 보고되고 있다. 니트로사민의 생성 억제는 특히 소화기 암의 예방에 도움이 된다. 이 경우 식사 후에 차를 음용하는 것보다 식사 전에 음용하는 것이 효과적이라는 내용은 주목할 만하다.

세포의 돌연변이적 증식도 발암 인자가 될 수 있는데 차는 돌연변이의 생성이나 증식 억제에 도움이 되고 있다. 초파리의 돌연변이 실험에서 녹차의 EGCg 추출물을 투여한 초파리의 돌연변이 발현 및 증식 확률이 현저히 감소된다는 보고가 있다. 이렇듯 차의 돌연변이 억제 물질로는 역시 EGCg가 단연 돋보이나 카페인과 비타민C도 중요한 역할을 하고 있다.

이렇게 차는 실험적으로나 역학적으로 암의 예방에 도움이 되는 것으로 알려지고 있다. 하지만 필자는 차의 가장 중요한 항암 효과는 무엇보다도 차가 갖는 정신세계라 하고 싶다. 앞에서 언급했듯 암이 공격적인 방법으로 극복할 수 없는 질병이라면 암을 예방하고 치료하는 데 가장 중요한 것은 신체와 마음의 조화와 안정이라고 필자는 생각한다. 그렇게 볼 때 차에 깃든 높은 정신세계를 통해 몸과 마음을 가다듬는다면 우리 몸에 암은 자리할 수 없을 것이다. 차의 훌륭한 약리 작용은 오히려 부차적인 혜택인 것이다.

차의 항암 효과 2

필자가 차를 좋아한다는 이유로 가끔 암에 대한 차의 효과를 질문 받게 된다. 그럴 때면 대개 기존의 학계 의견을 나열하듯 대답하지만 착잡한 마음에서 벗어날 수가 없다. 차가 암을 확실하게 치료하는 명약이 아니어서 그런 것만은 아니다. 암에 대한 필자의 식견이 부족하다는 점이 큰 이유지만 그보다 암 환자 당사자나 가족들의 절실함을 다독일 만큼 상담자로서 내면이 성숙하지 못한 것이 늘 부끄럽기 때문이다.

앞에서 암과 차의 작용에 대해 주된 내용을 설명했지만 다시 보면 절박한 환자들에게 치장하는 말만 늘어놓고 공허감만 주는 게 아닌가 싶어 미안한 마음도 든다. 또 다른 우愚가 될까 망설여지지만 암으로 투병하는 분들께 차가 실제로 조금이라도 도움이 되고자 암에 대한 차의 임상 연구를 간단하게 정리해 본다.

암에 대한 기존 치료법 중 가장 보편적인 방법은 크게 세 가지로 볼 수 있다. 첫째는 암의 전이 방지에 그나마 효과가 있는 수술 요법이고 둘째는 방사선 요법, 그리고 셋째는 화학 요법이다.

방사선 요법은 수술 요법에서 제거되지 않은 미세한 암종을 제거하거나 수술 요법을 수행할 수 없는 노약자 등을 대상으로 할 때 효율적인 방법이 될 수 있다. 하지만 백혈병 같은 국소적이지 않은 암에 대해서는 적용하기 어렵고 구역감, 설사, 피로, 모발 손실 등의 부작용이 따르기 쉽다. 또한 인체 면역 체계에서 중요한 혈액 내 백혈구의 상태에 변화를 주는 것도 문제점 중 하나이다.

화학 요법은 수술 요법이나 방사선 요법이 국소적 암 치료법이라면 전신 치료법의 하나라 할 수 있다. 그런데 많은 화학 요법제들은 마치 항생제 남용에 대해 박테리아 같은 세균에 내성이 생기듯 암종에도 내성이 생겨 약효가 잘 듣지 않는 경우가 종종 발생한다. 역시 화학 요법제도 골수의 세포에 손상을 주거나 인체의 여러 장기에 부작용을 남길 수 있나. 백혈구 수에도 영향을 주고 면역 기능을 방해하기도 한다.

차의 암 치료에 대한 실제적인 활용으로 외국의 예이지만 화학 요법이나 방사선 요법과 병행했을 때 긍정적인 면이 많이 관찰되고 있다. 암의 화학 요법제로 광범위하게 쓰이는 아드리아마이신 Adriamycin(ADR)이라는 약이 있다. 이 아드리아마이신은 효과가 우수한 반면 심장에 좋지 않은 영향을 미치는 탓에 용량을 신중히 결정해야 한다. 시즈오카 대학의 사즈카 야스유키 左塚泰之 박사는 녹차의 아미노산 성분 중 테아닌 theanine에 기초를 두고 조사하여 부작용을 줄이고 아드리아마이신의 효과를 향상시키는 방법을 밝혀냈다. 이 발표는 화학 요법제와 녹차를 병행하여 암 치료법에 응용하는 기틀을 마련했다고 할 수 있다.

또한 중국 절강성의 병원에서는 녹차를 이용한 암 환자 관리에 아주 특별한 임상 사례를 발표했다. 왕씨 성을 가진 한 여인이 유방암으로 오른쪽 유방을 절제한 후 화학 요법을 받게 되었다. 그런데 이 환자는 화학 요법을 받는 도중에 백혈구의 수가 급격히 저하되어 다른 약들로 조절해 보았지만 역시 백혈구의 수는 적은 상태였다. 의사들은 새로운 방법으로 녹차 폴리페놀을 투여하기 시작했다. 2주 후 환자의 백혈구 수는 정상을 회복했고 이후 무사히 화학 요법을 받을 수 있었음은 물론, 보존 치료로써 계속 녹차 폴리페놀을 복용하고 있다. 녹차의 효과를 단적으로 보여준, 대단히 흥미로운 경우라 할 수 있다.

호남성湖南省의 한 병원에서도 인후, 폐, 유방, 목 부위에 암이 있는 환자에게 화학 요법이나 방사선 요법을 실시하는 동안 녹차를 투여했는데 치료하기 이전 상태의 혈액 검사 결과를 유지하며 치료를 수행할 수 있었다.

중국의 또 다른 병원에서는 암 환자 중 화학 요법이나 방사선 요법을 실시하기 전에 이미 암 또는 다른 질환으로 백혈구의 수가 감소되어 있는 경우, 다른 의학적인 방법으로는 개선의 여지가 별로 없었다. 그러나 녹차 추출물을 한 달간 복용한 후 60%의 환자가 50% 이상 백혈구 수의 증가를 보였고 31% 정도의 환자가 30~50%의 백혈구 수 증가를 나타냈다. 몇몇 사례에서는 일주일 만에 정상 혈액 소견으

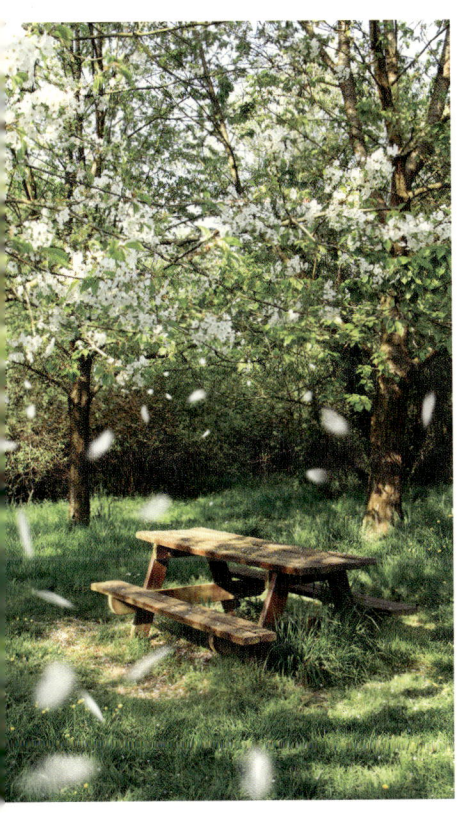

로 개선되는 효과를 보이기도 했다.

또한 한편의 의사들은 화학 요법으로 인한 백혈구 수의 감소에도 녹차가 효과가 있지만 방사선 요법으로 인한 백혈구 감소에는 100% 녹차 폴리페놀이 좋은 영향을 미친다고 강조하기도 한다.

결론적으로 암 치료에 있어 차의 실제 임상 활용은 화학 요법이나 방사선 요법이 필요한 경우, 함께 녹차 추출물을 투여하여 혈액 성분의 안정화에 긍정적인 효과를 보고 있다. 필자도 현재 암 때문에 화학 요법이나 방사선 치료를 받는 이가 있다면 반드시 이용해 볼 만한 가치가 있다고 생각한다.

물론 차는 방사선 요법이나 화학 요법의 보조제로서만 의미가 있는 것은 아니다. 지금까지 암에 대한 많은 연구와 임상에서 차 활용으로 다양한 성과를 거두고 있다. 하지만 차가 모든 암에 무조건 유효하다는 식의 결론을 내릴 만큼 암은 단순하지 않다. 향후 우리나라에서도 많은 학자들이 차를 연구하여 항암 보조제 이상으로 용도가 확립되기를 기대한다.

소화기와 차

오래전부터 사람들은 식사 후 차를 마시는 습관을 지켜왔다. 식후 차를 마시는 이런 습관은 무엇보다 차의 맛을 즐기기 위한 것이지만 경험적으로 차의 음용이 소화 활동에 도움이 된다고 느끼기 때문에 정착되었을 수도 있다. 실제로 최근의 연구에 따르면 영양분의 흡수, 소화성 궤양이나 설사와 변비의 예방에 차가 많이 이롭다고 알려지고 있다.

소화란 음식물을 먹고 흡수하며 배설하는 모든 기계적·화학적 과정을 의미한다. 이를 담당하는 소화 기관은 입에서 항문에 이르는 식도, 위, 소장, 대장은 물론 췌장, 간, 담낭까지도 포함한다.

소화는 먼저 치아가 음식물을 잘게 부수어 침과 음식물이 혼합되는 과정에서 시작한다. 우리의 침에는 아밀라아제 amylase라는 중요한 소화 효소가 존재한다. 밥이나 빵을 먹을 때 한참 씹으면 단맛이 나는 이유는 바로 탄수화물이 아밀라아제와 섞여 당분이 되기 때문이다. 이렇게 아밀라아제는 탄수화물을 단당류로 바꾸는 작용을 한다.

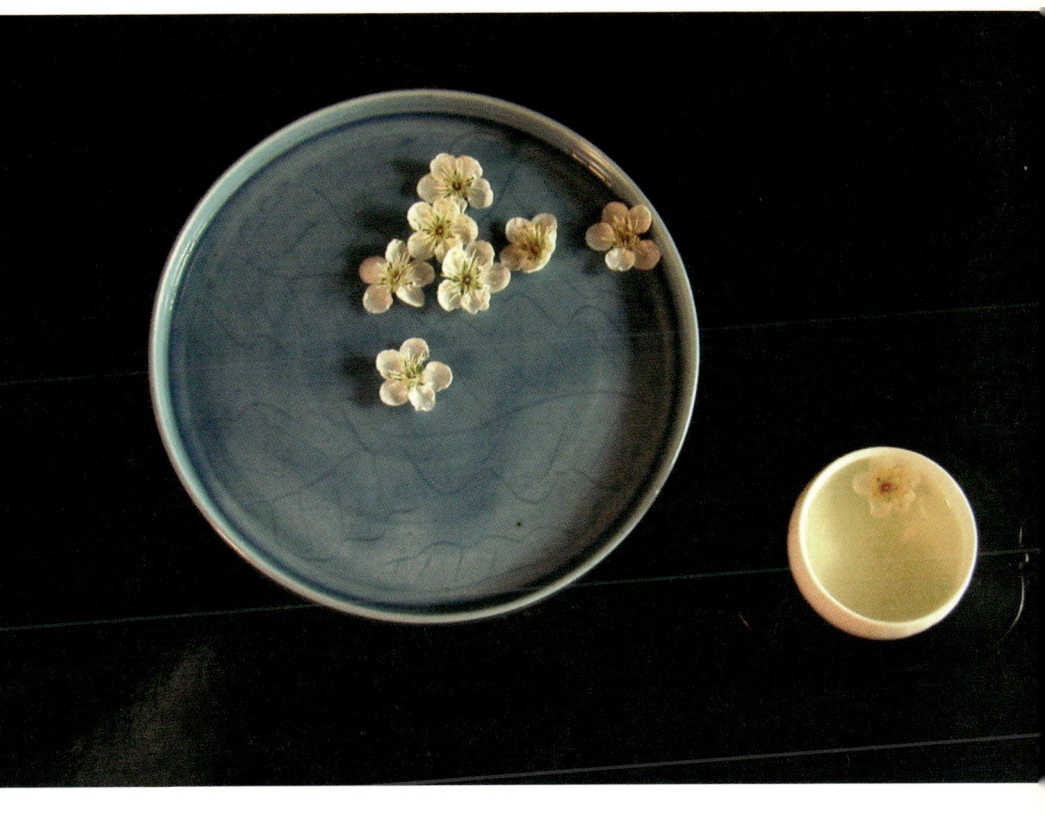

 이어서 식도를 거쳐 음식물이 위에 이르면 위의 운동으로 음식물은 더 잘게 부수어지고 산성을 띤 소화액의 작용으로 음식은 산성화된다. 또한 위에서는 펩신 pepsin에 의해 단백질 소화가 진행된다. 위에서는 아직 영양분의 흡수는 본격적으로 일어나지 않는다. 단지 알코올과 단당류만은 위에서도 흡수된다.

 다시 음식물이 소장에 이르면 본격적인 영양분 흡수가 진행된다. 췌장이나 소장 벽, 간에서 분비된 소화 효소에 의해 음식물은 분해되고 단백질에서 나온 아미노산, 탄수화물에서 분해된 당류, 지방에서 나온 지방산, 콜레스테롤, 비타민, 여러 미네랄 등이 장 점막에서 흡수되어 간 등을 거쳐 체내 곳곳에 보내지는 것이다. 이후 대장에서는 물과 담즙산이 흡수되고 이어서 남은 찌꺼기는 대변으로 배출하게 된다.

차가 소화 과정에 미치는 영향으로 먼저 당분의 대사를 보면, 차의 폴리페놀은 입에서부터 탄수화물을 단당으로 바꾸는 아밀라아제를 억제하고 소장의 당분 대사 효소인 슈크라제sucrase나 글루코시다제glucosidase를 억제하여 결과적으로 당의 체내 흡수를 줄이는 효과가 있다. 이런 효과가 모든 경우에 이로운 것은 아니지만 당뇨병과 비만의 관리를 생각한다면 중요한 대목이 아닐 수 없다.

차는 소화성 궤양의 예방에도 도움을 주는 것으로 나타나고 있다. 소화성 궤양의 원인에 대해서는 아직 의견이 분분하다. 하지만 소화관 내벽에는 부식성의 소화액이나 효소가 존재하는데 흡연, 정신적 스트레스, 특정 약물 등에 의해 그 균형이 깨지면 소화기 내벽에 궤양이 발생할 여지를 남기게 된다는 것이 중요하다. 이런 경우 동물실험에서 차의 카테킨은 위궤양을 효과적으로 차단하는 데 80%의 유의성을 지닌다고 보고되었다.

또한 위염이나 궤양의 원인 균으로 헬리코박터 파이로리Helicobacter pylori의 감염이 문제가 되는데, 최근의 연구에 따르면 헬리코박터 파이로리의 증식 억제에 대한 차의 효과가 꾸준히 보고되고 있다.

대략 400종 정도의 박테리아가 우리의 소장에 살고 있다. 이 중 약 1%만이 우리 몸에 해로운 것들이지만 그들이 설사나 변비의 큰 원인이 되고 있다. 차는 몸에 이로운 박테리아가 좋아하는 장내 환경을 유지하면서 해로운 박테리아가 서식하기 어려운 환경을 조성하기도 한다.

1993년에 나온 보고에 따르면 37명의 자원자를 대상으로 장 운동을 관찰했는데 실험 초기에는 반수 정도가 정상적인 장 운동을 보였지만 녹차를 음용하고 12주 후에는 80%가 넘는 사람들이 건강한 장 상태를 나타냈다.

무엇보다 소화기에 미치는 차의 영향으로 가장 중요한 것은 암의 예방에 있다. 차와 암에 대한 설명에서 이미 언급했듯이 위, 소장, 대장의 발암 물질은 음식의 조리 과정, 특히 고기나 생선을 굽는 과정에서 생성되는 헤테로사이클릭 아민heterocyclic amines, 즉 니트로사민 등이 주요한 인자로 작용한다. 차를 마신다는 것은 이런 발암 물질의 활성화를 막는 좋은 방법이 된다. 또한 음식에 차를 섞어서 요리하여 발암 물질의 생성을 감소시키는 방법도 연구 대상이 될 수 있다.

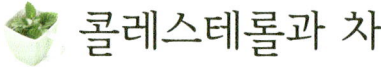 # 콜레스테롤과 차

흔히 콜레스테롤이라 하면 일반적으로 '몸에 좋지 않은 것'이라고 단정적으로 생각하는 경우가 많다. 또 육류를 많이 섭취하면 콜레스테롤이 증가한다고 여기는 경우도 대부분일 것이다. 물론 틀린 말은 아니지만 동물 중 풀만 먹는 소에게 콜레스테롤이 많다는 것과 고기만 먹는 호랑이에게는 콜레스테롤이 적다는 사실을 알면 콜레스테롤에 대한 단정적인 생각에 모순이 있음을 알 수 있다.

콜레스테롤은 우리가 아는 대로 동맥경화증이나 고지혈증의 원인이 되는, 건강에 악영향을 미치는 물질이기도 하지만 우리 몸에서 자체적으로 합성·생산되는 대단히 중요한 지질 성분 중 하나이다. 콜레스테롤은 성 호르몬의 일종인 테스토스테론testosterone, 프로게스테론progesterone이나 부신피질호르몬의 생성에 관여하고 자외선에 노출된 피부를 위해 비타민D로 전환되기도 하며 담즙산의 생합성에도 중요하게 작용한다. 또한 지용성 비타민의 운반체로서 작용하며 신경 조직의 세포막 등에 주요 물질이 되기도 한다.

이렇게 콜레스테롤은 우리 몸에 꼭 필요한 존재이지만 악영향을 미치기도 한다. 1913년 러시아의 과학자인 니콜라이 아니치코프Nikolai Anitschkow는 토끼에게 고콜레스테롤 식이를 시켰을 때 혈관벽에 침착물이 생겨 혈관이 두꺼워지고 탄력을 잃어 동맥경화 상태에 이른다는 것을 알게 되었다. 또 그 결과가 심혈관계 질환 발생과 상관성이 있다고 발표하여 콜레스테롤이 건강에 나쁜 영향을 주는 측면과 관련해 최초로 보고하게 되었다.

그런데 시간이 흐르면서 연구자들은 심혈관 질환과 콜레스테롤 식이와의 상관성이 명확하지 않음을 알게 되었다. 실제 혈액 속에 있는 대부분의 콜레스테롤은 고콜레스테롤 식이에 의해서라기보다는 간에서 생산된 것이기 때문이다. 음식으로 인한 체내 콜레스테롤 양은 기껏해야 3분의 1을 넘지 못하고 고콜레스테롤 식이를 제한했을 때 혈액 내 총 콜레스테롤 양의 변화는 작은 영향만 받을 뿐이었다.

이후 과학자들은 혈액 내의 총 콜레스테롤 양보다 콜레스테롤을 운반하는 지단백lipoprotein의 형태에 따른 두 가지 콜레스테롤의 차이에 주목하게 된다. 저밀도 지단백 콜레스테롤LDL-cholesterol과 고밀도 지단백 콜레스테롤HDL-cholesterol로 구분되는 이 두 가지 콜레스테롤 중 혈관벽에 침착하는 콜레스테롤은 LDL콜레스테롤임을 알게 된 것이다. 반면 HDL콜레스테롤은 과다할 경우 다시 간으로 운송·분해되어 담즙으로 변화해 몸 밖으로 배출되므로 우리 몸에 나쁜 영향을 주지 않는 것으로 알려졌다. 프리라디칼과 관련해서도 LDL콜레스테롤이 상대적으로 프리라디칼 공격의 아주 좋은 대상이 되며 산화된

LDL콜레스테롤이 심장 질환 발생에 더욱 큰 영향을 준다는 사실도 밝혀지게 된다.

따라서 콜레스테롤 총량보다 LDL콜레스테롤과 HDL콜레스테롤의 비율이 중요하다. 아무리 총 콜레스테롤 수치가 정상이더라도 LDL콜레스테롤이 많다면 건강에 좋지 않은 영향을 미칠 확률이 크고, 총 콜레스테롤 수치가 좀 높더라도 HDL콜레스테롤의 비율이 상대적으로 크다면 위험성은 그만큼 감소된다.

음식 조절이 필요한 이유는 우리가 먹는 포화 지방(동물성 지방) 등이 주로 LDL콜레스테롤을 상승시키는 데 영향을 주기 때문이다. 참고로 HDL콜레스테롤의 비율을 높이기 위해서는 유산소 운동aerobic exercises을 하기를 권하고 싶다. 운동의 중요성은 아무리 강조해도 지나치지 않겠지만 체내 콜레스테롤의 관리에도 적당한 운동을 하는 것은 대단히 중요하다. 앞으로는 독자들도 자신의 건강을 위해 총 콜레스테롤 수치를 관리하고 HDL콜레스테롤의 비율을 높이는 데 더욱 관심을 가졌으면 한다.

콜레스테롤에 차 음용이 미치는 영향에 대한 조사로, 일본의 이마이슈# 박사가 40세 이상 성인 남자 1,371명을 대상으로 관찰한 바 있다. 그 결과, 녹차 음용이 총 콜레스테롤 수치를 낮추는 데 의미가 있음은 물론, HDL콜레스테롤의 비율이 LDL콜레스테롤에 비해 상대적으로 올라가는 방향으로 나타난다고 발표했다. 또한 흡연자는 프리 라디칼에 노출되기 쉬워서 혈액 내 과산화 지질을 비흡연자에 비해 많은 비율로 가지지만 녹차를 음용하는 흡연자의 과산화 지질 비율이 비흡연자와 거의 비슷하게 관찰된다고 보고했다.

　홍차에 대한 연구로는 1991년 국제심포지움에서 노르웨이의 오슬로Oslo 대학 측이 노르웨이의 중년 2만 명 정도를 대상으로 관찰한 결과를 발표한 바 있다. 오슬로 대학 측은 홍차를 하루 5잔에서 10잔 정도 마시는 경우, 한 잔 이하를 마시는 경우에 비해 총 콜레스테롤 수치가 남자는 9.3mg/dℓ, 여자는 5.8mg/dℓ 정도 낮아 있음을 발표했다. 이는 홍차가 녹차에 비해 더 강한 콜레스테롤 저하 효과를 보인다는 점을 시사한다.

　녹차 폴리페놀 중 가장 중요한 성분인 EGCg와 관련한 흥미로운 실험 결과도 있다. 일본의 미우라三浦 등은 LDL콜레스테롤의 배양 실험에서 EGCg가 거의 완벽하게 LDL콜레스테롤의 프리라디칼 손상을 차단하고 있다고 보고했다. 또 일본의 큐슈九州 농업대학에서는 동물실험을 통해 EGCg가 콜레스테롤의 체내 흡수 자체를 억제한다는 점을 관찰했다. EGCg가 담즙산과 결합하여 콜레스테롤을 녹지 않는 침전물로 변화시켜 장에서 흡수하지 않고 대변으로 배출하도록 한다는 것이다. 물론 이런 실험 결과가 있다 하더라도 사람의 정상적인 생활 속에서 차를 마실 때 동일한 결과가 나타난다고 보기는 어렵다. 하지만 녹차 폴리페놀의 효과를 밝히기 위한 다양한 접근법의 측면에서 의의가 있다고 할 것이다.

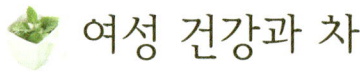 **여성 건강과 차**

　여성과 남성의 차이로는 여러 가지가 있겠지만 가장 두드러진 육체적 차이점이라면 여성이 지닌 월경과 임신, 그리고 수유의 기능을 들 수 있다. 그로 인해 많은 여성들이 경험하는 질환으로 월경전 증후군이나 섬유낭포성 fibrocystic* 유방 질환 등이 있다. 그런데 이런 질환이 있거나 증상이 나타날 때 차를 섭취하는 데에는 주의가 필요하다. 좀 더 정확하게는 카페인 섭취가 문제가 된다.

　거의 절반이 넘는 여성들이 일생 동안 한 번쯤은 통증이 일어나거나 덩어리가 촉지되는 섬유낭포성 유방 질환을 앓는데, 이는 유방암의 원인이 되기도 한다. 녹차를 비롯한 차가 이런 질환의 원인이라고 할 순 없지만 1980년 가트 Gart, S 등은 보고를 통해 카페인이 섬유낭포성 유방 질환의 유발 인자임을 밝혔다. 당시 실험에 참가한 65%의 여성이 차, 커피, 초콜릿 등의 카페인 함유 음식 섭취를 중단하자 증

---

*관(管)이나 선(腺)과 관련한 섬유 조직의 과다한 성장을 주로 수반한다.

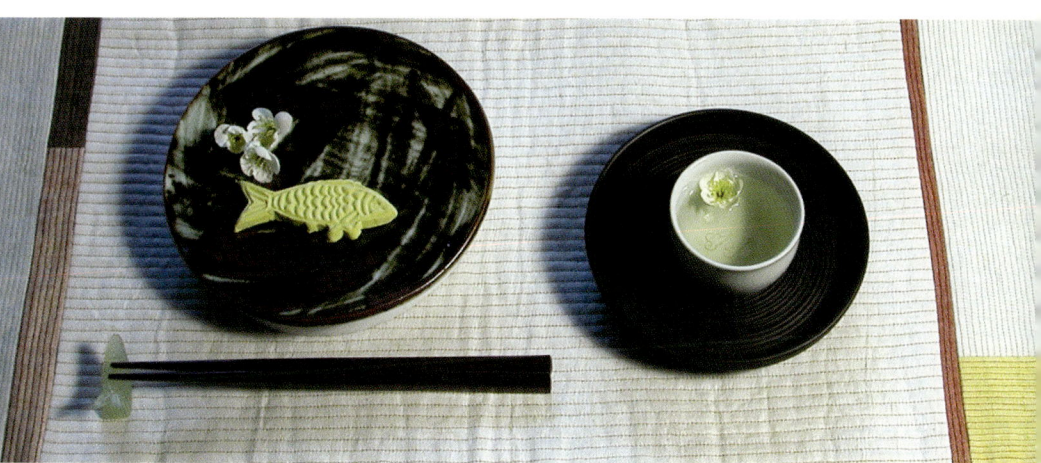

상이 완전히 사라졌다고 한다. 이후 이루어진 후속 연구에서 카페인과 이 질환의 상관성을 정확히 확인할 수는 없었지만 역시 카페인 섭취를 제한한 후에 유방 표면의 상태는 많은 개선을 보였다.

월경 이전에 통증, 심리적 불안, 부종 등을 유발하는 월경전 증후군도 카페인 섭취와 관련성을 보이고 있다. 1989년 미국 오리건Oregon 주립대학과 중국 상해上海 의학원의 공동 연구에서 월경전 증후군을 지닌 차를 즐겨 마시는 젊은 중국 여성 188명을 대상으로 관찰한 결과, 차를 많이 마실수록 특히 하루에 다섯 잔 이상의 차를 마실수록 더 월경전 증후군의 여러 증상에 시달리고 있음을 발표했다.

이런 결과는 차를 즐기는 독자들에게 다소 혼란을 줄 수 있다. 지금까지 상식적으로나 필자의 글을 통해서나 차가 훌륭한 건강 식품이라고 알고 있는데 대부분의 여성이 고민하는 문제에 중요한 원인이 된다고 하니 차를 마셔야 할지 말아야 할지 당혹스러울 것이다.

그럼에도 결론적으로 차는 탁월한 건강 식품이다. 카페인이 유방에 섬유종을 발생시킨다 해도 유방암에 차의 폴리페놀이 갖는 항암력이나 골다공증에 미치는 영향, 또 피부에 이로운 점 등은 그 가치가 매우 중요하기 때문이다. 유방암에 대한 차의 연구로, 랴오[Liao, S] 등은 실험용 쥐에게 유방암을 유발시킨 후 녹차 엑기스를 투여하여 암세포의 확산 속도가 느려짐을 관찰했다. 또한 나고야[名古屋] 시립대학 연구에서도 동물 실험을 통해 네 가지 항산화제를 유방암에 적용해 비교 실험한 결과, 녹차 카테킨이 가장 우수한 효과를 보인다고 보고했다.

간혹 카페인 없는 차를 마셔야 한다고 주장하는 학자들도 있지만 차의 기호 음료적인 면과 건강 식품 또는 치료제로서의 면 등을 다양하게 고려할 필요성이 있다. 단지 맹목적으로 차를 예찬하는 것만은 다시 한 번 주의하길 바란다.

폐경기 이후 여성들이 고민하는 질환 중 하나가 골다공증이다. 나이가 들어 뼈가 약해지는 것은 노화에 따른 자연적인 골질 감소 때문이지만 여성에게는 특히 에스트로겐[estrogen]이라는 여성 호르몬의 부족이 남성보다 골다공증의 발생률을 높이는 원인이 되고 있다. 이외에 장에서의 칼슘 흡수나 활성 비타민D의 문제가 주요한 원인이 되고 있다. 골질 흡수에 대한 연구로서 들레스[Delaisse, J. M.] 등은 카테킨이 과도한 골질 흡수를 억제한다는 것을 알아내고 골다공증의 예방법으로 차 음용의 중요성을 말했다.

골다공증과는 조금 다르지만 골형성부전증이란 매우 드문 유전성

질환이 있다. 빈번한 골절을 특징으로 하는 이 질환은 아쉽게도 현재까지 골절이 일어나지 않게 조심하는 것 외에는 특별한 치료법이 없다. 그런데 세타 Dr. G. Cetta 등은 골형성부전증 환자에게 카테킨을 공급하여 뼈의 구조와 연골의 기능이 정상화된 두 예를 발표했다. 또한 4세에서 12세 사이의 골형성부전증 여아들 네 명에게 카테킨을 공급하자 골절 빈도가 낮아졌음은 물론, 현미경 관찰을 통해 골질의 구조가 정상화되고 있음을 보였다고 한다. 이 두 임상 연구 결과는 비록 향후 더 큰 연구 과제가 있기는 하지만 충분히 주목할 만한 성과라 할 수 있다.

모든 여성들이 건강한 피부를 갖길 원할 만큼 피부는 미의 중요한 기준이 된다. 그런데 피부 세포는 그 수명이 매우 짧기 때문에 손상과 회복이 빠른 편이다. 햇빛, 중력, 프리라디칼과 부적절한 음식 등이 피부를 손상시키는 주요 원인이 된다.

마키무라 牧村 등은 녹차의 폴리페놀이 콜라겐으로 된 피부 구조의 탄력을 유지하게 하고 단백질의 재정렬을 도와주며 주름살을 줄여주기도 한다고 발표했다. 또한 오오모리 大森 등은 두드러기, 가려움, 부종을 유발하는 피부 알레르기에도 녹차 폴리페놀의 효과가 뚜렷하다고 보고했다.

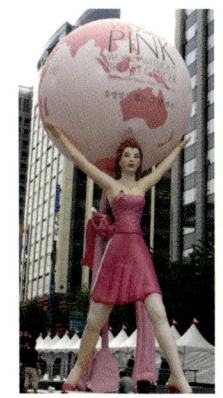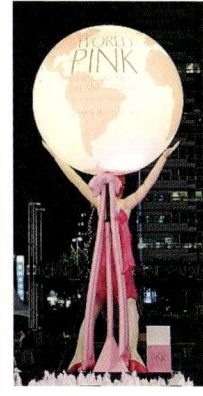

유방암 퇴치를 위한 핑크리본 운동

장수와 차

사람은 누구나 오래 살기를 원한다. 삶에 대해서 큰 실의에 빠진 극단적인 경우를 제외하고는 모두 장수하길 바란다. 그런데 그리스 신화에는 장수에 대해 다시 생각하게 하는 다음과 같은 얘기가 있다.

> 새벽의 여신 오로라Aurora는 그의 남편 티도너스Tithonus를 너무나 사랑해서 제우스Zeus 신에게 남편이 죽지 않고 영원히 살게 해달라고 간청한다. 제우스는 간곡한 오로라의 부탁을 들어주어 티도너스는 영원한 삶을 얻게 되는데 문제는 세월이 갈수록 티도너스의 몸이 노화되어 간다는 것이었다. 결국 온통 질병 속에서 죽지도 못하고 고통스럽게 살아가는 티도너스는 제우스에게 죽음을 간청하게 된다.

오래 사는 것 못지않게 오래도록 삶의 질을 유지해야 한다는 것은 활동적인 시대를 살아가는 현대인들에게 더욱 중요한 명제가 아닐 수 없다.

진시황의 불로초不老草 이야기로 대표되는, 장수를 향한 인간의 본능적인 욕망은 역사 이래로 많은 일화를 남기고 있다. 14세기 유럽에서는 젊은 여성의 젖을 먹어야 늙지 않는다고 하여 젊은 여성의 젖을 먹는 게 유행한 적이 있었고 심지어 젊은 여성의 피를 마셨다는 기록까지 전해진다. 젊은이의 피가 좋다는 인식은 로마 교황 인노첸시오 8세Innocentius VIII가 젊음을 되찾기 위해서 소년의 피를 수혈하다가 도중에 사망하는 사태에까지 이르게 된다. 세월이 흘러 19~20세기에 들어서도 젊어지고 싶은 욕망으로 빚어진 인간의 엉뚱한 행위는 계속된다. 파리의 의사 보노로프Bonoloff는 노인 환자에게 원숭이의 고환을 이식했더니 회춘했다고 주장하기도 했다. 우리에게 요구르트 CF로 잘 알려진 러시아 출신의 에리 메치니코프Elie Metchnikoff는 사람의 노화와 사망은 대장에서 비롯된다고 하여 대장을 아예 잘라내 버리고 요구르트를 많이 먹으라고 강조하기도 했다. 최근에도 굳이 예를 들지 않더라도 장수하고자 애쓰는 인간의 여전한 모습을 흔히 볼 수 있다. 하지만 건강에는 왕도가 없다. 아무리 뛰어나고 특별한 건강법이 있다 해도 평소 생활의 절제와 정돈이 바탕이 되지 않으면 건강과 장수를 담보할 수 없는 것이다.

건강에 좋은 식품으로 뚜렷이 자리 잡고 있는 차에 대해서도 장수와 관련한 흥미로운 연구가 진행되고 있다. 건강에 좋으면 장수한다는 것은 당연한 인과관계이지만 직접적으로 수명과 관련한 실험도 시행되었다. 중국에서는 초파리에 재스민 차를 투여하여 보통 보름이던 초파리의 수명이 무려 40일로 증가한 경우를 보고했고 1995

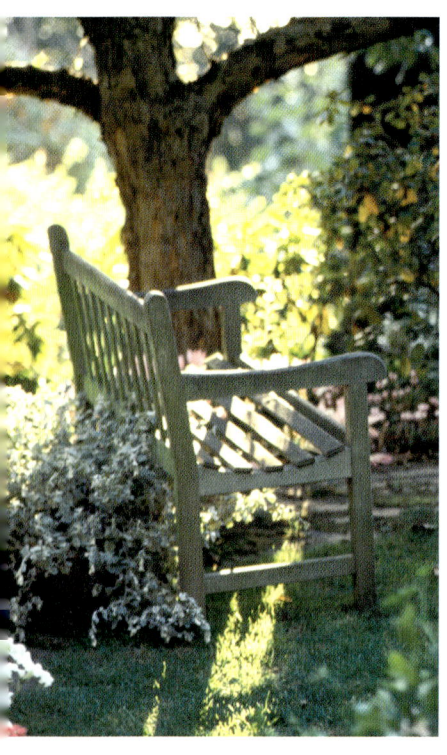

년 일본의 나가사키長崎 대학에서도 녹차의 EGCg를 투여하여 실험용 쥐의 수명이 확연하게 연장되었음을 발표했다.

역학 조사 결과도 있다. 일반인보다 비교적 차를 많이 마시는 일본 도쿄東京의 50세 이상 차 예절 선생님 3,380명을 1980년부터 1988년까지 관찰했다. 이 기간 동안 이들 중 사망한 경우를 같은 기간 동안 일본 전역의 동년배 사망률과 비교한 결과, 차 선생님들의 사망률이 상대적으로 낮다는 것을 알게 되었다. 조사자는 사망에 이르는 여러 치명적인 질병과 관련된 녹차의 방어 작용에 주목할 필요가 있다고 주장했다.

사람의 수명과 관련한 차의 효능으로 심장병, 암 등의 예방에 도움이 된다는 것 못지않게 노화 자체를 방어하는 효과가 있다는 것도 중요하다. 노화란 나이가 들면서 시간의 경과에 따라 자연히 나타난다는 설도 있지만 스트레스설, 유전자에 노화 과정이 예정되어 있다는 프로그램설, 또한 최근 많이 회자되는 프리라디칼설 등이 노화의 원인으로 연구되는 이론들이다. 이 중 그 원인으로 프리라디칼설에 이론적 무게를 싣는다면 차의 항산화 효과는 인체에 대한 프리라디칼의 공격을 방어하는 작용으로 차의 노화 방지 효과를 설명할 수 있다.

사람의 노화와 수명과 관련해서 체내의 면역력도 중요한 고려 대상이다. 현대 의학의 발달로 백신이나 항생제가 계속 개발되고 있지만 미국의 예를 보면 1980년에서 1992년까지 직접적인 사망 원인의 무려 58%가 면역력 저하에 따른 감염 질환 때문이라고 한다. 차는 체내 외 인자의 면역력 증가에도 도움이 되는 것으로 나타나고 있다. 도쿄 쇼와 昭和 의과대학의 연구에 따르면 차에 들어 있는 EGCg가 비 세포 B-cell의 면역력 증가는 물론, 탐식 세포 macrophage나 자연 살해 세포 natural killers cell의 외부 인자에 대한 방어력 향상에 도움이 된다고 한다. 또한 차가 갖는 박테리아나 기타 유해성 세균에 대한 살균이나 증식 억제 작용에 대해서도 지속적으로 그 효과가 보고되고 있다.

하지만 차를 열심히 마신다고 꼭 면역력이 증가하는 것은 아니다. 현대인의 면역력 저하는 의외로 영양 결핍에 더 큰 원인이 있다. 현대의 식생활이 과거에 비해 발전했지만 한편으로는 신선하고 균형 잡힌 영양 섭취란 면에서는 오히려 퇴보했음을 의미하는 부분이다. 따라서 면역력을 증가시키기 위해서는 식생활 개선이 필요하다. 건강에 꼭 필요한 영양의 충분한 섭취 속에서 함께 이루어진 건전한 차 생활만이 우리의 면역력을 더욱 증가시킬 것이고 건강한 장수까지 약속할 수 있을 것이다.

몸에 이로운 혼합 약차

차의 건강적 가치가 높아지는 최근의 흐름에서 몸에 미치는 긍정적 효과를 향상시킬 수 있다면 블렌딩 차의 필요성도 분명 있다. 흔히 구할 수 있는 여러 가지 자연 재료와 차를 혼합해 몸에 이로운 건강차를 즐겨 마신다면 색다른 맛과 향을 즐기며 차 생활을 풍요롭게 하는 계기가 될 수도 있다. 각종 식물의 뿌리, 줄기, 잎, 꽃, 열매를 이용한 혼합 약차에는 어떤 것이 있고 어떠한 효능을 지니는지, 어떻게 마시는 것이 좋은지 알아보자.

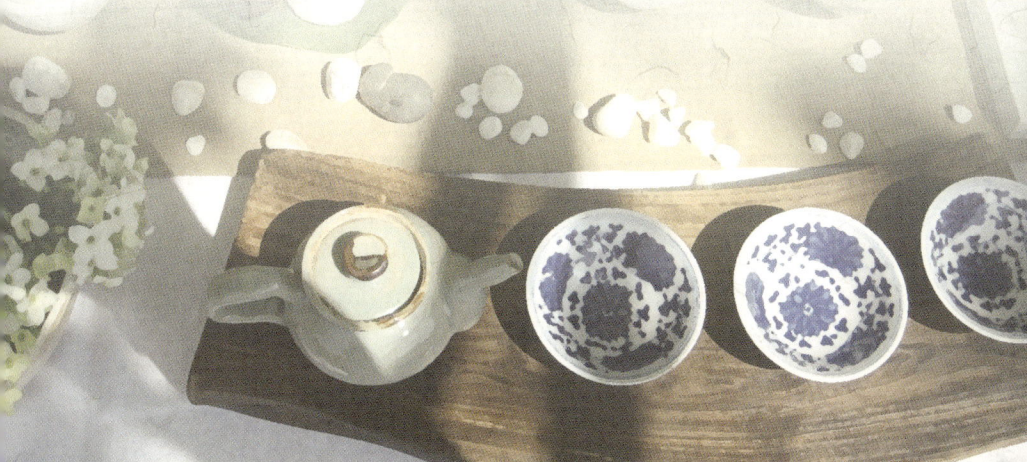

차 생활을 풍요롭게 해주는 건강차

중국 당나라 시대의 육우는 『다경』 「육지음六之飮」에서 사람들이 차에 파, 생강, 귤껍질, 수유 등을 넣어 끓여 마시는 것을 보고 "도랑에나 버릴 폐수와 무엇이 다른가"라고 하며 당시의 풍습을 비판했다.

육우가 살던 시대나 그 이전의 음다 풍속을 완전히 파악할 수는 없지만 현재의 감각에 비추어도 썩 내키지 않는 음다법이라고 생각한다. 차에 맛이나 향이 강한 다른 재료를 섞으면 차 본래의 맛과 향이 온전할 수 없고, 맑고 그윽한 향기의 차에 파와 생강 냄새가 어우러져 있는 모습은 생각만 해도 인상을 찌푸리게 하기 때문이다.

왜 옛사람들은 풍미를 해치는 그런 재료를 차에 넣어 마셨던 것일까? 차에 전혀 어울릴 것 같지 않은 재료를 혼합한 음다 문화가 있었던 이유는 당시의 차는 풍류와 낭만이 있는 기호 음료적인 면보다 일상에서 식용이나 약용에 목적을 둔 성격이 강했기 때문일 것이다.

육우가 『다경』에서 차 고유의 풍미를 해치는 음다 풍습을 비판한 이래 차를 다른 재료와 혼합하여 음용하는 음다 문화는 현재까지 거

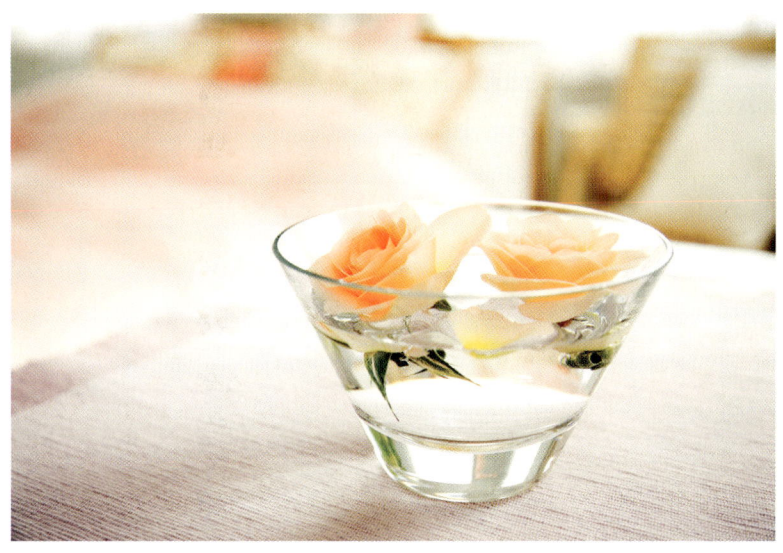

의 사라져왔다.

하지만 차의 건강적 가치가 높아지는 최근의 흐름에서 효과를 향상시킬 수 있다면 블렌딩 blending 차의 필요성도 분명 있다고 본다.

흔히 구할 수 있는 여러 가지 재료와 차를 혼합해서 즐기는 것이 혹 차가 갖는 고유의 맛과 향에 영향은 주겠지만 몸에 이로운 건강차라면 오히려 차 생활을 풍요롭게 하는 계기가 될 수도 있을 것이다.

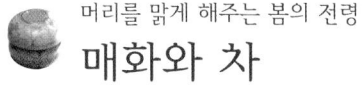

머리를 맑게 해주는 봄의 전령
매화와 차

맑은 찻물에 갓 피어난 매화를 띄운 매화차는 단연 꽃차의 백미다. 손에 닿는 찻잔의 온기 사이로 퍼지는 향기는 어떤 난蘭 향기보다 낫다. 그렇기에 사군자에서 매화가 난보다 먼저 불리는지도 모른다.

매화나무는 활엽교목으로 높이가 10m에 달한다. 나무껍질은 연한 회색 또는 연한 녹색이고 분지分枝가 많이 되는 나무이다. 꽃은 우리나라에서는 3~4월경에 잎보다 먼저 피는데, 흰색·담홍색·홍색을 띤다. 또 겨울 추위가 채 가시기 전에 피는 매화도 있는데 이것을 설중매雪中梅라고 한다.

조선 시대〈고사관수도高士觀水圖〉로 유명한 강희안姜希顔은 꽃의 품격을 구분했는데 매화를 일품一品에 두었다. 그 이유로 첫째는 함부로 번성하지 않는 희소성 때문이고, 둘째는 나무의 늙은 모습이 아름답기 때문이며, 셋째는 살찌지 않은 마른 모습 때문이며, 넷째는 꽃봉오리가 벌어지지 않고 오므라진 자태 때문이라고 한다.

매화의 열매는 5월에서 6월 사이에 열린다. 이것을 매실이라 하는

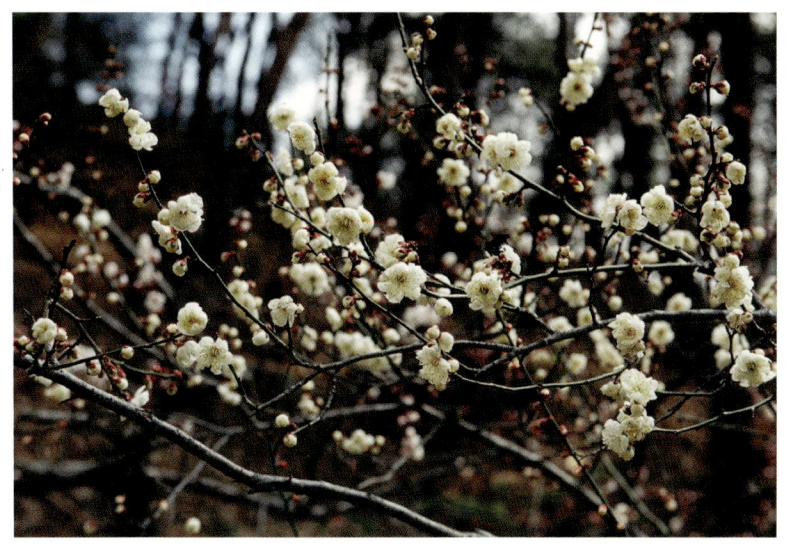

데 식용과 약용으로 널리 쓰인다. 덜 익은 매실을 청매靑梅라 하고 매실의 껍질과 씨를 발라내고 볏짚을 태운 연기에 그을려 만든 것을 오매烏梅라 한다.

이 청매와 오매는 한방에서 기침과 구토에 많이 쓰이고 구충제로 활용하기도 한다. 『본초강목』에서도 오매는 만성 기침, 설사, 속이 더부룩할 때, 기생충에 의한 구토 등에 활용한다고 했다.

매실과 관련한 임상 실험을 보면 세균성 이질에 대한 50회의 임상 실험에서 48회 치료가 되었으며 복용 기간은 2일에서 6일 정도였다. 또한 기생충 알이 대변에서 발견된 20명의 환자에게 5일에서 23일 정도 매실을 투여한 결과, 14명에게서 기생충 알이 발견되지 않았다. 만성 습진에도 오매를 복용하여 좋은 결과가 나왔다는 보고가 있다.

매실은 유기산이 많이 들어 있는 알칼리성 식품으로, 머리를 많이

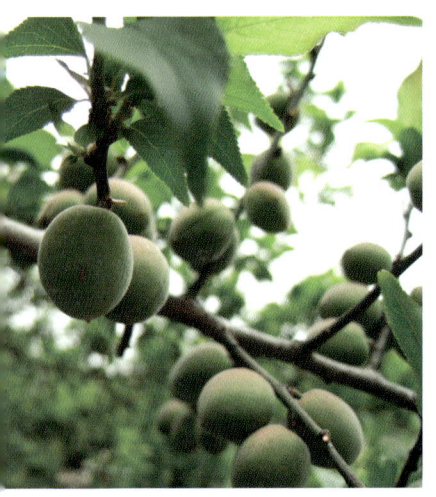

써야 하고 맑은 두뇌가 늘 필요한 학생이나 정신 근로자에게 특히 좋다. 두뇌에 영양과 산소를 공급해 왕성하게 활동하도록 도와주고 뇌를 맑게 하며 피로를 없애기 위해서는 유기산이 많이 들어 있는 식품을 먹을 필요가 있다.

이런 유기산의 일종으로 매실에 풍부한 구연산은 청량감과 상쾌한 맛을 주며 피로 회복을 돕는 것으로 알려져 있다. 또한 유기산은 해독 작용을 하고 살균력을 지녀서 저항력을 길러주고 식중독을 예방해 준다. 또한 칼슘 섭취를 증가시켜 골다공증의 예방에도 도움이 된다. 조선 시대에 단오 때 임금님이 신하들과 함께 나누어 마셨다는 청량음료 '제호탕醍醐湯'은 오매와 꿀을 재료로 한다.

한편, 매실은 세균성 설사나 감기, 신경통 등에도 효과가 있고 간 기능 보호, 정력제, 노화 방지 등의 역할도 한다. 청매로 담근 매실주는 예로부터 '불로장생의 술'로 전해 온다.

하지만 청매를 그냥 먹으면 자칫 배가 아플 수 있고 매실에는 산이 많이 들어 있어서 날것으로 많이 먹으면 치아가 상할 염려도 있다. 만약 매실을 먹고 치아에 통증이 느껴질 때에는 호두를 먹는 것도 좋은 방법이다. 이밖에 매화의 꽃을 깨끗이 씻어 흰죽을 덜어 넣어 함께 끓인 매화죽은 우리 고유의 전통 음식으로도 유명하다.

매화는 직접 꽃잎을 띄운 꽃차로도 그 정취가 으뜸이고 찻자리의 다화로서도 우리 조상들의 시문에서 자주 접할 수 있을 정도로 차인에게 친근한 벗이다. 그 열매인 매실도 차와 함께할 때 좋은 건강차가 된다.

평소 소화 불량이 있거나 급·만성 설사를 할 때에는 매실과 생강을 끓인 물에 차를 우려 마시면 탁월한 치료제가 된다. 특히 세균성 장염이나 식중독에도 매실과 차를 함께 이용하는 것이 좋다. 멀미를 잘하거나 쉽게 불안해지고 가슴이 두근거리는 경우에는 매실 끓인 물이나 매실 엑기스를 넣은 홍차를 장복하면 좋은 효과를 볼 수 있다.

야생차로 유명한 우리나라에 가장 먼저 봄 소식을 알리는 섬진강 가에도 매화로 유명한 마을이 있다. 화개장터에서도 멀지 않은 전남 광양 다압면 신원리 섬진마을이다.

하동과 광양을 잇는 백운산을 등지고 앞으로 지리산을 바라보고 있는 이곳은 10만여 그루의 매화나무에서 매화가 일제히 꽃망울을 터트려 장관을 연출한다. 5월이 되어 떠나보는 차밭도 좋지만 3월, 초봄의 설렘과 함께하는 매화 향기도 섬진강의 매력이다.

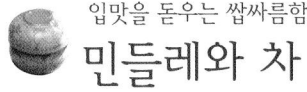
입맛을 돋우는 쌉싸름함
민들레와 차

민들레는 우리나라 어디에서나 쉽게 볼 수 있는 다년초이다. 산과 들은 물론, 도시에서도 이른 봄에서 초여름까지 민들레의 자취가 없는 곳이 없다.

실제로 민들레는 높은 산이나 바닷가의 해풍 속에서도 꽃을 피울 만큼 강인한 식물이다. 개나리가 필 때부터 봄을 함께 장식하는 민들레는 벚꽃, 목련, 진달래, 철쭉을 지나 여름이 성큼 다가올 때까지 우리 곁에 남아 있다. 게다가 민들레는 여느 식물처럼 꽃이 지고 난 후의 허전함이 없다. 오히려 새로운 생명을 위한 홀씨의 자태는 민들레의 또 다른 아름다움이다.

10년도 더 지난 어느 봄날, 신답역 철길 언덕을 뒤덮은 민들레 홀씨의 향연을 잊을 수가 없다. 사람들은 가끔 인위적으로 조성한 꽃밭의 아름다움에 감동하지만 민들레의 생명력만으로 조성된 민들레 밭은 자연의 경이로움마저 느끼게 한다.

한편 일반인들이 흔히 민들레라고 부르는 것은 서양 민들레인 경

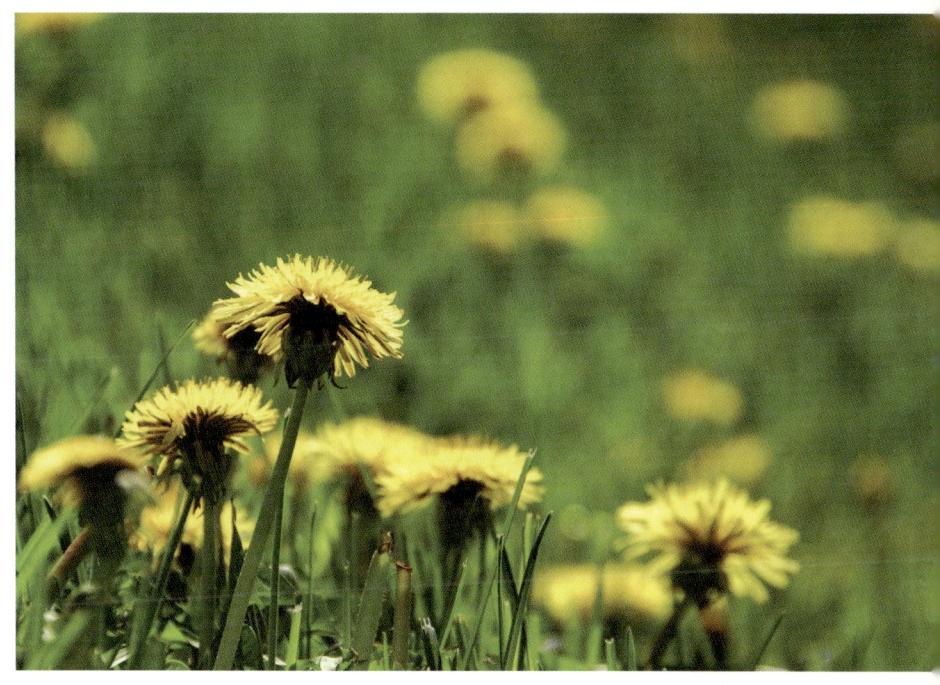

우가 많다. 서양 민들레는 꽃 아랫부분, 즉 꽃받침으로 생각하는 총포가 아래로 섲혀져 있으나 우리 민들레(흰 민들레) *Taraxacum coreanum* Nakai 는 젖혀져 있지 않고 바르게 붙어 있다. 서양 민들레는 유럽 원산의 귀화 식물로 식물체에 쓴맛이 나는 백색 유액이 있어 유럽에서는 잎을 샐러드용으로 사용한다.

민들레는 노아 Noah의 방주에 얽힌 서양의 전설에도 나온다. 옛날 노아의 대홍수 때, 온 천지에 물이 차오르자 식물들이 도망을 갔는데 민들레만은 발이 빠지지 않아 도망을 가지 못했다. 사나운 물결이 목까지 차오자 너무 무서워서 머리가 하얗게 세어버린 민들레는 마지막으로 구원의 기도를 했다. 하느님은 민들레를 가엾게 여겨 그 씨앗을 바람에 날려 멀리 산 중턱 양지바른 곳에 피게 해주었다. 민들레는 하느님의 은혜에 감사하며 오늘까지도 얼굴을 들어 하늘을 우러르며 피어 있다는 전설이다.

민들레는 우리에게 친근한 별명으로도 불린다. 미염들레 또는 그냥 들레라고 하기도 하고 앉은뱅이, 안진방이, 문들레라고도 한다. 옛글에서는 서당을 앉은뱅이집이라 하여 서당 훈장은 앉은뱅이를 뜻하는 포공蒲公이라 불렀다. 그래서인지 서당에는 민들레를 심기도 했으며 한방에서도 약재로 쓰는 민들레를 포공영蒲公英이라고 한다.

한의학에서 포공영은 맛이 쓰고 달며 차갑다고 하여 열로 인한 종창, 유방암, 인후염에 많이 활용한다. 과도한 정신적 스트레스, 음주 등으로 눈이 충혈되고 붓고 아픈 증상에 국화와 함께 쓰거나 환부를 세척하는 데 쓰기도 한다.

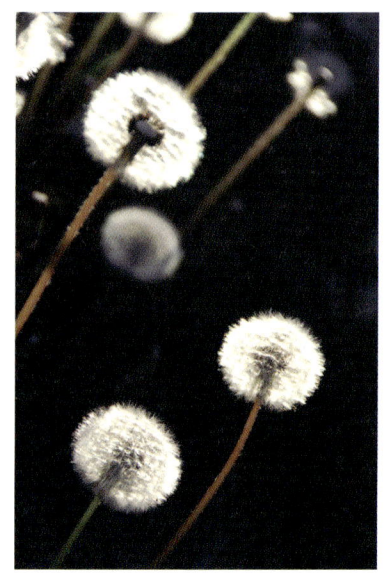

또한 민들레는 소화를 촉진하고 식욕을 증진시키는 역할을 한다. 민들레는 쓴맛이 심한 편이 아니므로 데쳐서 물에 두세 시간 우려낸 후 초무침을 하면 산뜻한 맛을 낼 수 있으며 말렸다가 묵나물로도 조리해 먹는다.

민들레는 대용차로도 이용 가치가 높은데 뉴질랜드에서는 그 뿌리를 커피 대용으로 쓸 만큼 씁

싸름한 맛이 일품이다. 물론 줄기나 잎도 차로 활용하고 있다.

제법도 다양하여 마치 차를 만들듯이 줄기와 잎을 살짝 찐 후 비벼서 건조시키기도 하고 살청殺靑하지 않고 그냥 그늘에서 시들려 자연스럽게 건조시키기도 한다. 각각 나름대로 풍미가 있지만 필자의 경험으로는 쪄서 만든 민들레차가 더 고급스러운 것 같다.

중국에서는 민들레차와 녹차를 10 대 1의 비율로 혼합하여 간염 치료제로 활용하기도 한다. 하지만 가정에서 이 방법을 쓸 때는 환자 개인의 간 상태에 따라 변수가 많으므로 꼭 의사와 상의하기를 바란다.

최근에는 민들레 활용의 양상이 더욱 다양해지고 있다. 민들레 추출물의 항산화 효과에 대한 연구로 민들레가 약재로서 지니는 가치가 향상되고 있으며 당뇨병 같은 성인병에도 활용하기 위한 연구가 진행되고 있다. 심지어는 제빵에 첨가제로 활용하기도 하고 민들레 김치도 어렵지 않게 대할 수 있다.

요즘 우리 사회에는 어느 때보다 변화가 많고 새로운 가치관이 다양하게 표출되고 있다. 그런 다양성 속에서 사회의 정체성 확립에 혼란을 겪고 있다. 이런 때일수록 자신을 위해서나 우리 사회를 위해서 묵묵히 자신의 본분을 다하는 것만이 시대가 원하는 가치일 것이다. 묵묵히 자기를 사랑하고 꿋꿋이 살아가는 민들레의 삶을 다시 생각하게 된다.

진액이 부족한 몸에 두루 도움되는 붉은 열매
산수유와 차

요즘 "산수유山茱萸를 여자가 먹어도 되나요?" 하는 질문을 쉽게 듣게 된다. 미디어의 힘이 대단하다는 건 익히 알고 있지만 광고 카피 하나의 위력으로 인해 산수유가 남성 전용 보약으로 인식된다는 점에 새삼 놀라게 된다. 투박한 목소리의 모 기업 회장님이 "산수유, 남자에게 참 좋은데, 직접 말할 수는 없고…" 하는 어리숙한 푸념이 진짜 그러한지 지면으로 직접 말해볼까 한다.

산수유는 층층나뭇과의 낙엽교목인 산수유나무의 열매이다. 타원형의 작은 과일이 처음에는 녹색이었다가 8~10월에 붉게 익는다. 종자는 긴 타원형이며 능선이 있다. 약간의 단맛과 함께 떫고 강한 신맛이 난다. 10월 중순의 상강霜降 이후로 서리 맞은 것이 좋다고 한다. 우리나라의 산수유나무는 1970년 광릉 지역에서 자생지가 발견되어 자생종으로 밝혀졌다.

산수유는 열매 못지않게 꽃으로도 유명하다. 3~4월경 잎보다 먼저 피는 노란 산수유 꽃은 봄의 전령으로 어떤 꽃에도 뒤지지 않을 만큼

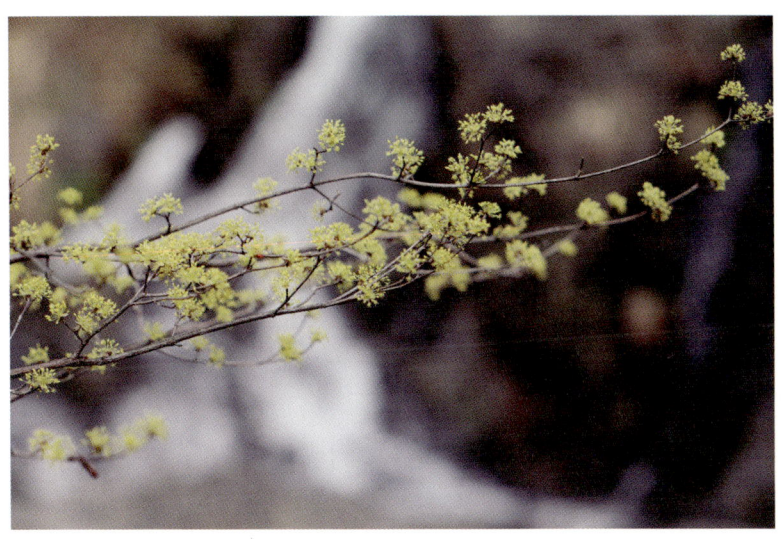

자태가 곱다. 남도의 구례에서 경기도 이천까지 전국 산천에 걸쳐 산수유가 필 때면 고장마다 산수유 축제도 한창이다.

모두 장관이지만 그중에서도 경북 의성 산수유 마을의 풍경은 정겨움에서는 최고가 아닌가 싶다. 작은 개울과 굽이진 시골길, 낮은 언덕에 어우러진 산수유 꽃의 정경은 동요 〈고향의 봄〉에 나오는 마을 같기도 하다.

산수유 과일의 주요 성분으로는 코르닌cornin, 모로니사이드morroniside, 사포닌saponin 등과 여러 유기산, 비타민A 등이 있다.

한의학에서는 씨를 뺀 과육을 약으로 쓴다. 『동의보감』에서 산수유는 "성질이 약간 따뜻하고 맛은 시고 떫으며 독이 없다. 음陰을 왕성하게 하며 신정腎精과 신기腎氣를 보하고 성 기능을 높인다. 또한 정수精髓를 보해주고 허리와 무릎을 덥혀주어 신장을 돕는다. 노인이 자주 소변 보는 것을 낫게 하고 어지러운 것頭風과 코가 메는 것, 귀먹는 것을 낫게 한다"고 해서 역시 남성의 성 기능 강화에 대한 효능을 주로 언급하고 있다.

하지만 산수유가 모든 남성의 성 기능 강화에 도움이 된다는 뜻은 아니다. 산수유는 '음허陰虛', 즉 우리 몸의 진액津液이 부족한 경우에 두루 도움이 된다는 것이다. 음허는 체내의 물질적 에너지 부족이라고 이해할 수 있다. 반면 '양허陽虛'라고 하는 기능적 에너지의 부족은 에너지 활성을 도와주는 약재나 음식으로 다스려야 한다.

이렇게 한의학에서는 남성의 성 기능 약화를 음허와 양허로 크게 나누어 처방을 하게 된다. 결국 산수유는 음허의 성 기능 약화에 도움이 된다는 것인데 평소 몸이 푸석하거나 건조하다고 느끼거나 저녁에 이유 없이 후끈 달아오르는 열감을 느낀다면 음허 상태라고 할 수 있다.

이런 음허 상태는 여성에게도 당연히 나타날 수 있다. 갱년기 여성의 다한증과 열감은 물론, 젊은 여성에게 호르몬의 불균형으로 나타나는 우울증과 안면홍조 등은 모두 음허라고 볼 수 있다.

또한 남녀를 불문하고 소변을 잘 참지 못하거나 요실금이 나타나고 무릎이나 허리가 시린 경우에도 산수유는 좋은 약재가 될 수 있으며, 불면의 경우에도 적응증이 되는 경우가 많다.

산수유와 차의 인연도 알고 보면 오래전부터이다.『다경』「육지음」에서 육우는 사람들이 차에 파, 생강, 귤껍질, 수유 등을 넣어 끓여 마시는 것을 보고 도랑에나 버리라면서 비판하고 있지만 분명 그 시대

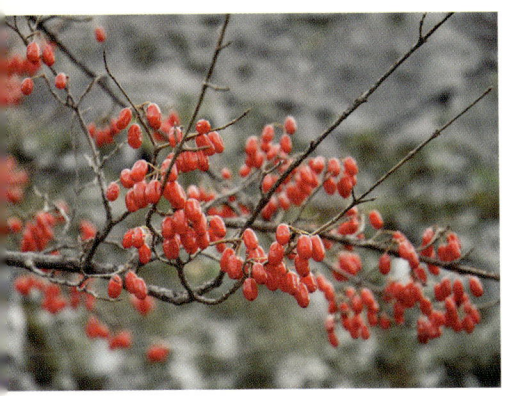

에 차에 수유를 넣어 마신 음다 풍습이 있었음을 알 수 있다.

이 수유가 오수유^{嗚茱萸}일 수도 있지만 산수유일 가능성이 더 크다. 산수유의 본래 이름은 '오유^{嗚萸}'였으며 '오수유'라는 이름도 있는데 이는 중국 춘추전국시대의 오^嗚나라가 산수유나무를 특산 식물로 정했기 때문이다. 따라서 『다경』 저술 당시에 수유라 하면 오수유보다는 약재로서 더 많이 알려진 산수유를 의미할 확률이 크다.

산수유에 차를 혼합해서 마시는 것은 약효 면에서도 더 나은 효과를 기대할 수 있다. 현대 한의학에서는 차의 음허 치료 효능에도 주목하고 있다. 또한 산수유는 따뜻하고 차는 찬 성질을 지녀서 장복할 경우에 주의를 요하지만 둘을 혼합할 경우, 음허를 개선하면서 치우친 성질의 균형을 잡는 데 도움이 될 수 있다.

『동의보감』의 내용이 아니더라도 여러 음허의 증상에 하루 분량으로 산수유 15g 정도를 30분 이상 달인 후 기호에 따라 다양한 차를 우려서 음용하는 것도 좋다.

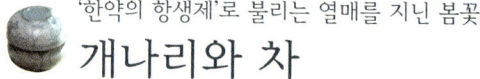

'한약의 항생제'로 불리는 열매를 지닌 봄꽃
개나리와 차

봄이 되었다고는 해도 아직은 쌀쌀한 기운에 몸이 움츠러질 때, 남쪽에서부터 서서히 개나리가 피기 시작하면 우리는 비로소 봄을 느끼게 된다. 목련처럼 화려하지 않고 진달래처럼 설렘을 주진 않더라도 개나리는 봄의 포근함을 대표하는 꽃이다. 가지에 온통 흐드러지게 잎보다 먼저 피는 개나리꽃은 봄을 맞아 한꺼번에 세상에 나온 생명의 바쁜 몸짓 같기도 하다.

물푸레나뭇과에 속하는 관목인 개나리는 우리나라 거의 모든 곳에서 자란다. 키는 3m 정도이며 많은 줄기가 모여 나고 줄기는 자라면서 끝이 점점 아래로 휘어진다. 잎은 타원형으로 마주나고 잎 가장자리는 톱니처럼 생겼다. 잎은 길이 3~12cm, 너비 3~5cm이다. 노란색 꽃은 통꽃이나 꽃부리의 끝이 네 갈래로 갈라졌다. 열매는 계란 모양이거나 약간 편평하고 끝이 뾰족하다. 열매가 조각이 져 서로 나란한 모양으로 생겨서 연교連翹라 하는데 한의학에서는 약재로 많이 활용하고 있다.

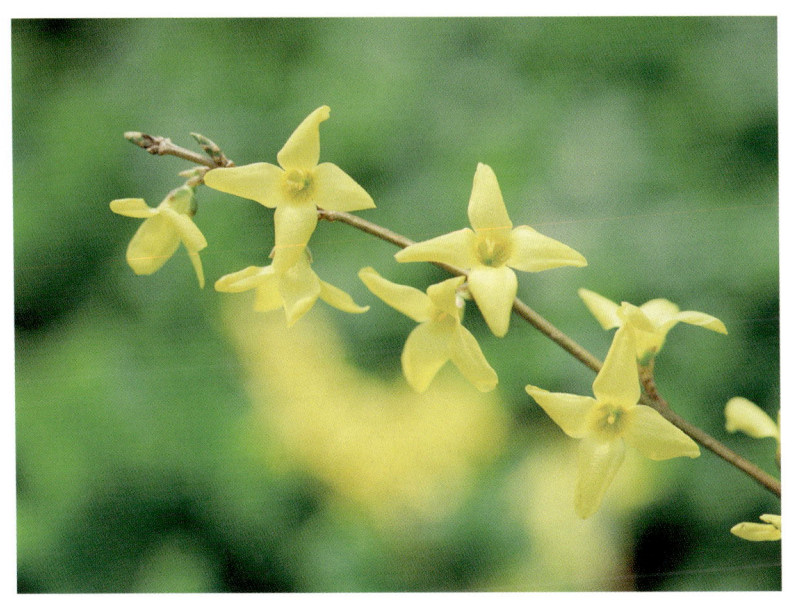

　특히 양지바른 곳에서 잘 자라는 개나리는 정원수나 울타리 나무로 좋고 공원용수, 도로변의 가로수로도 많이 쓰이며 나무 담장의 경계 식재로도 활용하기 뛰어나다. 그래서 봄이 되면 굳이 야외가 아니더라도 동네 어귀나 큰길가 어디에서든 개나리의 향연을 접할 수 있다.
　민간에서는 옛날부터 약술의 하나로 개나리주를 담궈왔다. 봄에 개나리꽃을 따서 깨끗이 씻은 것으로 술을 담그는데, 여자들의 피부 미용에 좋고 이뇨 작용을 돕는다고 한다. 가을에는 열매를 햇볕에 말려 연교주連翹酒를 담그기도 한다. 연교주는 꽃으로 담은 개나리주보다는 향기가 적다고 한다.
　개나리의 열매인 연교는 한의학에서 맛은 쓰고 성질은 찬 약물에 속하여 주로 청열淸熱 해독解毒약으로 활용하고 있다. 소염, 이뇨, 부종

제거에도 효과가 있다.

연교는 가을 백로白露 전에 갓 익은 것은 청교靑翹라 하고 한로寒露 전에 잘 익은 열매는 황교黃翹 혹은 노교老翹라 한다. 종자는 연교심連翹心이라고 한다.

『동의보감』에서는 연교의 성질이 차지 않고 평하다 했고 림프절염이나 악창, 오줌 막힌 것과 심장에 열이 쌓인 것을 낫게 한다고 했다.

연교의 성분상 특징으로 독특한 글리코시드glycoside의 하나인 포르티아시드forsythiaside는 특히 포도상 구균에 대한 항균 작용이 뛰어나 '한약의 항생제'로도 불리고 있다. 또한 올레놀산oleanolic acid은 이뇨 작용이 강하며 연교 전체를 알코올 추출한 엑기스의 효과를 살펴보면 항알레르기 작용, 그람gram 양성균에 강한 항균 작용, 결핵균 억제, 혈압 강하 작용 등이 보고되고 있다.

실제 임상에서 연교는 호흡기 감염으로 목이 아프고 붓거나 열이 날 때 흔히 활용하며 열증을 동반한 사춘기의 여드름이나 건선 등 피부 질환에 특히 좋은 효과를 보이고 있다.

차와 연교를 함께 우리는 연교차는 평상시에 건강차로 마시거나 오래 복용하기엔 다소 무리가 있다. 하지만 특정한 증상을 목적으로 쓰기엔 효과가 매우 좋은 차가 된다.

학생이나 성인 모두 평소 신경을 많이 쓰면 얼굴에 피부 트러블이 생기는데, 이 경우에 연교차를 쓰면 도움이 될 수 있다. 연교는 하루 분량으로 10g 정도를 물에 30분 정도 끓인 후, 그 물에 녹차를 여러 차례에 걸쳐 우려 마시면 된다. 다른 방법으로 연교를 살짝 볶은 후 차와 함께 우려 마시는 법이 있는데 효과는 연교를 끓인 것이 낫지만 개인의 기호에 따라 응용해도 된다.

또한 여성들의 요로 감염으로 소변 배뇨에 이상이 있는 경우에도 활용할 수 있고 감기로 목이 아플 때도 차와 연교를 함께 복용하면 좋다. 이 두 경우는 녹차보다는 발효차를 이용하는 편이 더 좋을 듯하다.

하지만 연교는 소화기가 약한 경우에는 주의해서 복용해야 하며 연교차를 일주일 이상 음용할 경우에는 전문가의 상담을 권하고 싶다.

예전에는 서울 한강변을 따라 만개한 개나리가 장관이었다. 요즘에는 지형의 변화인지 개발의 여파인지 그만큼은 아닌 듯하다. 하지만 지금도 한강과 중랑천이 만나는 응봉산에서는 성동구 주최로 매년 3월 말에서 4월 초에 응봉산 개나리 축제를 열고 있다.

성수대교와 동부간선도로가 만나는 지점을 지날 때 강 북쪽을 보면 수려한 언덕 위에 정자가 하나 있다. 그곳이 바로 봄이 되면 개나리에 가득 휩싸일 응봉산 팔각정이다.

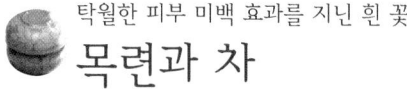
탁월한 피부 미백 효과를 지닌 흰 꽃
목련과 차

유년 시절의 봄은 노란색이었다. 따뜻한 햇살에 얼었던 땅에서 아지랑이가 피어오르면 주위는 온통 개나리꽃으로 물들었다. 초등학교 시절, 학교 담장을 장식한 노란 개나리꽃 아래에는 행상을 하는 노란 병아리 아저씨가 매년 있었다.

철이 들고 삶의 무게가 느껴질 때쯤 나의 봄 빛깔은 단연 하얀색이었다. 백목련의 강렬한 색과 기품 있는 자태는 매년 새로 시작하는 계절에 희망을 갖게 하는, 낮에도 환한 빛이었다. 청춘의 순결함을 가진 목련에는 문학이 있었고 음악도 있었다.

목련은 낙엽활엽수로 교목과 관목이 모두 있다. 옛날에는 유라시아와 북아메리카에 널리 퍼져 자랐으나, 현재는 미국의 남동부, 중앙아메리카, 동아시아 등에 집중되어 자라고 남반구에는 몇 종만이 자란다.

우리나라에는 3속 18종의 목련과 식물이 자라는데 이 중 고유종으로는 산골짜기에서 자라는 함박꽃나무와 제주도 숲 속에 사는 목련

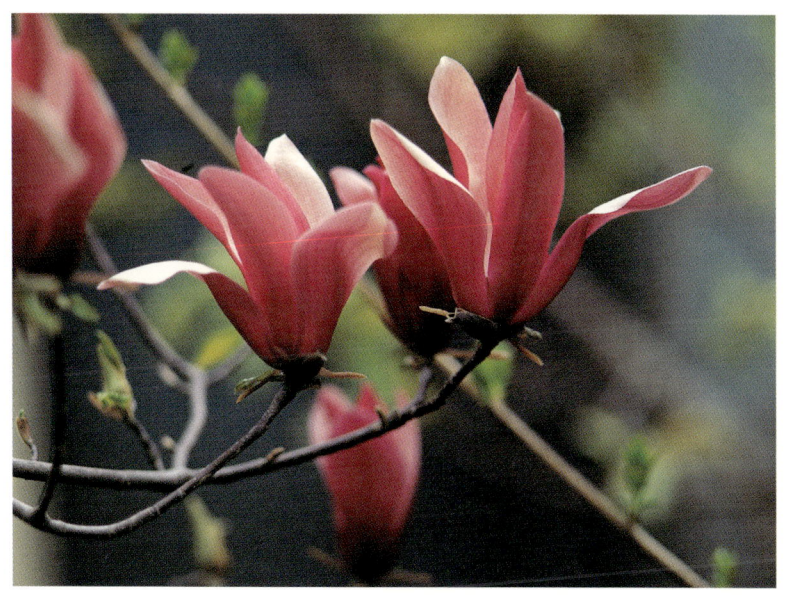

이 있다. 흔히 볼 수 있는 백목련과 자목련은 사실 중국에서 들여온 품종이다. 또 다른 목련과의 식물로 튤립나무, 초령목, 일본목련 등도 일본과 북아메리카에서 들여와 재배하고 있다.

목련은 또 여러 가지 이름을 가졌는데, 옥처럼 깨끗한 나무라고 옥수玉樹, 옥 같은 꽃에 난초 같은 향기가 난다고 옥란玉蘭, 난초 같은 나무라고 목란木蘭, 나무에 피는 연꽃이라고 목련木蓮, 꽃봉오리가 모두 북쪽을 향해서 북향화北向花, 꽃봉오리가 붓끝을 닮아 목필木筆로도 불린다.

목련은 민화에도 자주 등장한다. 모란과 해당화와 함께 목련을 그린 그림은 '귀한 집안에 부귀가 가득하여라'라는 뜻을 가진다. 또 목련꽃과 바위를 그린 그림은 목련의 다른 이름인 목필화에서 필筆을

몸에 이로운 혼합 약차 115

필必로 보고, 바위는 수壽로 보아 둘을 합하여 '필수必壽'라는 뜻으로 반드시 장수하라는 염원을 담고 있다. 팔가조八歌鳥와 해당화, 목련을 그린 그림은 '귀한 집안에 효자孝子가 난다'는 뜻이다.

한의학에서는 목련을 '신이辛夷'라고 하여 개화되지 않은 꽃봉오리를 약으로 쓰고 있다. 『동의보감』에서 신이에 대해 "성질이 따뜻하고 맛은 맵다. 풍으로 두뇌頭腦가 아픈 것을 낫게 하고 얼굴의 주근깨를 없애며 코가 막히고 콧물이 흐르는 것을 낫게 한다. 얼굴이 부은 것을 낫게 하고 치통을 멎게 하며 눈을 밝게 한다. 수염과 머리카락을 나게 한다. 얼굴에 바르는 기름을 만들면 광택이 난다"고 했다. 현대 한의학에서도 신이는 두통과 비염 등에 중요한 약으로 활용하고 있다.

신이는 소염, 항균의 작용도 뚜렷하다. 또한 일본의 가네보kanebo 화장품사는 2005년도에 목련과 식물에서 추출한 '마그노리그난Magnolignan'이란 새로운 성분을 개발해 피부 미백 효과가 탁월한 제품을 출시했다. 목련 기름을 바르면 얼굴에 광택이 난다는 구절이 괜한 말은 아닌 듯하다. 우리나라에서는 목련과 식물의 항동맥경화 성분 연구 등이 진행되고 있다.

목련꽃을 차에 섞어 음용하는 '신이차'는 가정에서 이용할 수 있다. 특히 봄철 바람과 꽃가루 등으로 인해 알레르기성 질환에 시달리는 경우라면 좋은 처방이 될 수 있다. 이 경우 약으로 사용하는, 피지 않은 목련 꽃봉오리를 쓰면 더 좋겠지만 신이는 민간에서 그냥 쓰기엔 좀 독한 약재이다.

가정에서는 벌어지지 않은 꽃잎을 쓰는 게 무난하다. 먼저 꽃봉오리에 꿀을 조금 섞어 팬에서 꽃잎이 붉은빛을 띨 때까지 볶는다. 그러고는 소량의 감초와 함께 30분 정도 끓인 후, 그 물에 녹차를 우려 마시면 된다.

목련차는 비염이 있거나 봄철 야외 활동 후 머리가 무거울 때 도움이 될 수 있다. 주의할 점은 신이는 무난한 약은 아니기 때문에 임부가 복용하는 것은 금해야 한다는 점이다. 꼭 목련이 아니더라도 꽃차를 마실 경우, 노약자나 임산부는 음용에 주의할 필요가 있다.

봄꽃에는 유난히 사연이 많고 사람들의 정서가 많이 서려 있지만 목련은 당당함과 단아함을 가진 차인 같은 꽃이다. 그중에서도 산목련이라 부르는 함박꽃은 겸양의 아름다움까지 갖춘 차인 같다.

고유종, 외래종을 떠나서 봄에는 흔한 백목련과 자목련의 정취만 즐기기보다 일부러 찾아서라도 함박꽃을 보는 여유가 있었으면 한다.

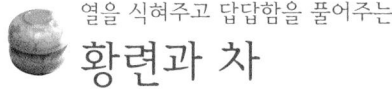
열을 식혀주고 답답함을 풀어주는
황련과 차

　야생화를 유난히도 좋아하는 선배의 안내로 깽깽이풀 꽃을 보러 강원도의 산으로 가벼운 등산을 간 적이 있다. 야생화를 즐긴 후로 봄에 피는 가장 아름다운 꽃이라면 주저 없이 깽깽이풀 꽃을 꼽는다는 선배의 말이 아니더라도 깽깽이풀 꽃은 몹시도 멋진 자태를 드리우고 있었다. 이름에서 느껴지는 소탈함이 막상 직접 대하고 보면 어색함으로 바뀔 만큼 봄의 숨어 있는 아름다움이었다.

　바로 그 깽깽이풀의 뿌리가 한약에서 흔히 쓰는 황련黃連이다. 자생 깽깽이풀이 귀해서인지 우리가 약으로 쓰는 황련은 미나리아재빗과의 근연식물인 토황련, 선황련, 모황련, 일황련 등의 뿌리줄기를 모두 쓰고 있다.

　황련의 이름에 얽힌 재미있는 이야기도 전해지고 있다. 옛날 중국의 어느 명의가 사천 지방에서 살고 있었다. 그의 집에는 약초를 따고 키우는 정원이 있었는데 황후생黃后生이란 아이가 그 정원을 관리하고 있었다. 어느 날 명의의 딸인 연매連妹가 길에서 본 풀이 너무 예뻐

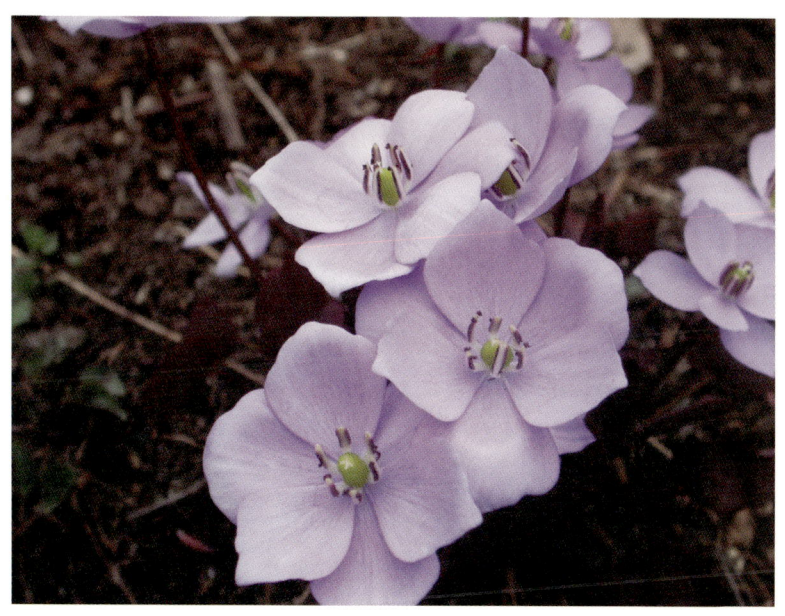

그 풀을 자신의 집 정원에다 심어놓았고 황후생은 정성껏 가꾸었다.

바로 그해 겨울, 언매가 병에 걸렸는데 열이 나면서 토하고 설사까지 심하게 했다. 마침 명의가 출타 중이라 황후생은 안절부절 못하다가 우연히 언매가 심었던 그 풀을 씹어보았다. 그 맛이 너무 쓰기에 쓴 약이 몸에 좋다는 생각만으로 언매에게 먹였는데 병이 낫게 되었다.

그 뒤 명의가 집으로 돌아와 얘기를 듣고 나서 "이 약초는 약성이 차고 쓴맛이 나는데, 이것이 열을 내리는 효과를 내며 색이 황색이라 소화기로 들어가서 위와 장의 열을 치료한 것이다"라고 말하면서 약초의 이름을 황후생과 언매의 앞 글자를 따서 '황련黃連'이라 했다고 한다. 그리고 황련은 현재까지도 중국 사천 지방에서 많이 재배되고 있다.

『동의보감』에서도 "황련은 성질이 차고 맛은 쓰며 독이 없다. 눈을 밝게 하고 눈물이 흐르는 것을 멎게 하며 열독을 없앤다. 소갈을 멎게 하고 놀람으로 인한 가슴 두근거림이나 답답함을 낫게 한다. 담을 없애준다"고 하여 주로 우리 몸의 윗부분에 있는 열을 내리는 작용에 초점을 맞추고 있다.

현대 한의학에서는 황련을 『동의보감』의 내용과 함께 체내에 축적된 열기와 습기를 조절할 목적으로 다양하게 활용한다. 가슴이 답답한 소화 장애와 열성 설사에도 활용하는데, 황련의 탁월한 소염·살균 작용으로 세균성 식중독에도 효능을 보인다. 또한 여성의 생식기 염증에도 좋은 효과를 기대할 수 있고 인후의 염증이나 여드름, 코피가 날 때에도 다양하게 활용할 수 있다.

최근에는 황련을 이용한 혈압 강하 치료와 고지혈증 치료에 대해 많은 연구가 진행되고 있으며 당뇨 관리에도 좋은 효과가 보고되고 있다.

한편 황련의 활용은 근래에 들어와서 서양에서 더 주목하고 있다. 황련의 성분 중 베르베린berberine은 그 살균 작용이 항생제와는 달리 광범위하면서도 선택적이어서 장내 유익한 세균의 안정화를 위한 건강 식품으로 각광받고 있다.

베르베린은 장내 유해 가스를 생성하는 박테리아의 효소를 억제하는 능력이 뛰어나다. 따라서 장에 가스가 많이 차고 변이 안 좋은 경우, 요구르트를 마시듯 꾸준히 베르베린을 복용하기도 한다. 미국에서는 요즘 황련에서 베르베린만을 따로 추출한 상품이 시판되는 실정이다.

또한 황련은 칸디다^{candida} 등 곰팡이 감염증에도 효과가 있고 위궤양의 원인균인 헬리코박터 파이로리를 억제하기도 한다.

이런 황련과 차를 함께한 황련차는 차와 황련의 장점을 이용한 좋은 건강 음료가 될 수 있다. 평소 가슴 답답함이나 소화 장애, 고혈압이나 고지혈증, 비만이 있는 경우에 황련차를 권하고 싶다. 황련차는 녹차로 마시든 발효차로 마시든 모두 괜찮다. 차와 황련을 같은 양으로 해서 뜨거운 물에 황련을 먼저 우리고 1~2분 후에 녹차를 우리면 황련차가 된다.

그런데 황련차는 생각보다 훨씬 쓰다. 쓴맛이 부담된다면 당분을 조금 가미해도 된다. 황련에는 설탕보다 꿀이 더 어울린다. 간혹 몸이 냉한 경우에 황련차를 장복하고자 한다면 생강을 가볍게 첨가한 황련강차黃連薑茶를 권하고 싶다. 임상에서는 오히려 황련강차가 더 유용하게 활용되며 이 경우에도 생강은 끓이기보다 얇게 썰어 살짝 볶은 후에 차와 함께 우리는 것이 좋다.

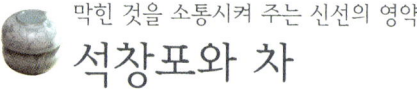

막힌 것을 소통시켜 주는 신선의 영약
석창포와 차

여름이 무르익을 즈음 우리에겐 수릿날이란 명절이 있다. 초닷새라는 뜻의 음력 5월 5일, 즉 단오端午는 과거에 가장 큰 명절 중 하나였다. 지금도 지역별로 단오 행사를 크게 벌여서 우리의 옛 풍속을 살리려는 노력을 많이 보여준다.

이젠 사라졌지만 우리 국민이면 누구나 단오의 풍습으로 창포물에 머리 감는 모습을 떠올릴 것이다. 이때 쓰는 창포는 엄밀하게는 석창포石菖蒲, Acorus gramineus Soland와는 다르지만 같은 창포속에 속하여 사촌쯤 되는 식물이다. 그래서 최근에는 석창포에서 추출되는 원료로 샴푸가 개발되기도 했다.

석창포는 천남성과 창포속에 속하는 늘 푸른 여러해살이풀이다. 창포속 식물은 우리나라에는 2종이 서식하고 있는데 하나는 그냥 창포라 하고 다른 하나가 석창포이다. 창포는 연못가나 강가의 습지에서 자라고 가을이 되면 잎이 진다. 반면 석창포는 사철 동안 늘 푸르고 산골 계곡의 깨끗한 물이 흐르는 돌 틈이나 습기가 있는 계곡 또

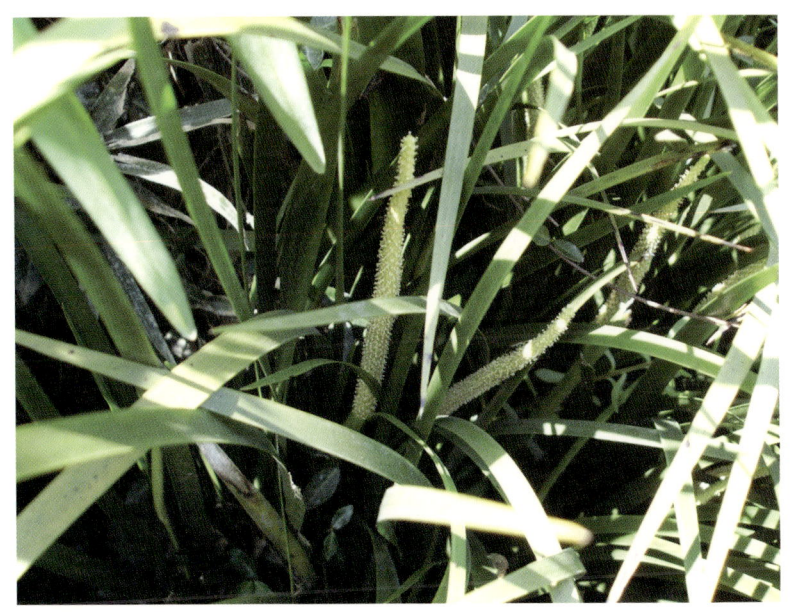

는 냇가에서 자란다.

석창포는 추위에 약해서 우리나라 중북부 지방에서는 혹독한 겨울을 이겨내기 어렵다고 한다. 그래서 석창포는 제주도를 비롯한 우리나라 남부 지방에서 잘 자란다. 하지만 최근에는 기온 상승 현상으로 기후가 따뜻해져 석창포 자생지가 경기도까지 올라와 있다. 석창포의 꽃은 4~6월 사이에 잎과 비슷한 초록색 꽃 줄기가 나와서 끝에 옅은 노란색 꽃 이삭이 육수화서 肉穗花序 라는 특이한 모양으로 다닥다닥 달린다. 창포의 꽃 이삭은 굵고 짧지만 석창포의 꽃 이삭은 가늘고 좀 더 긴 것이 다르다.

한편 프랑스의 국화로 알려진 적자색의 예쁜 꽃을 가진 꽃창포는 창포와는 전혀 다른 식물이다. 꽃창포는 붓꽃과의 식물로 붓꽃과 거의 흡사한 모습을 갖고 있다.

석창포의 주요 성분으로는 정유 성분의 약 70%를 차지하는 베타-아사론$^{β-asarone}$이 있다. 베타-아사론은 석창포의 약리 작용 연구의 중심이 되고 있다. 이밖에 알파-아사론$^{α-asarone}$, 캐리오필렌^{caryophyllene}, 알파-휴물렌$^{α-humulene}$ 등이 주요 성분이다.

『동의보감』에서는 석창포가 "성질은 따뜻하고 맛이 매우며 독이 없다. 가슴과 마음을 열어주고 오장을 보하며 구규^{九竅}를 잘 통하게 하고 귀와 눈을 밝게 하며 목청을 좋게 하고 풍습으로 감각이 둔해진 것을 치료하며 배 속의 벌레를 죽인다. 이와 벼룩 등을 없애며 건망증을 치료하고 지혜가 생기게 하며 명치가 아픈 것을 낫게 한다"고 했다.

나아가 석창포가 우리 몸의 막힌 것을 소통시켜 주는 효과를 강조하고 단옷날 창포물에 머리를 감는 이유도 간접적으로 설명하고 있다. 무엇보다 중요한 것은 "석창포가 건망증을 치료하고 지혜를 생기게 한다"는 내용이다. 실제로 석창포가 뇌신경 활성화에 미치는 작용에 대한 연구는 최근에 가장 활발히 진행되고 있다.

수험생의 머리가 맑지 않은 경우에 한의학에서는 총명탕을 처방하는데 이때도 석창포는 중요한 약재이다. 또한 석창포는 이명증에도 활용하고 통증 완화의 진통제로 써도 효과가 좋다.

『신농본초경』에 차는 상품^{上品}에 속하여 장복하면 "신선이 되는 약으로 여겨지고 있다"고 했다. 석창포 또한 신선의 길로 안내하는 영약으로 취급받고 있다.

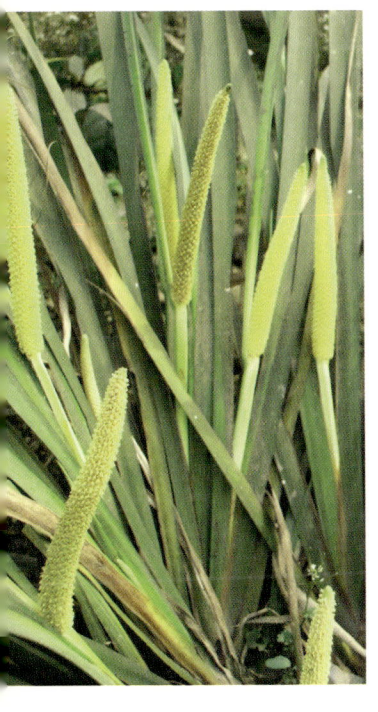

도가道家의 경전을 집대성한 『도장道藏』에는 석창포를 먹고 신선이 된 사람의 이야기가 나온다. 그중 「열선전列仙傳」에는 "상구자라는 사람이 일흔 살이 되도록 결혼도 하지 않고 혼자 살았는데 조금도 늙지 않았다"는 이야기가 나온다.

사람들은 이를 기이하게 여겨 상구자를 찾아가 늙지 않는 방법을 물었다. 그는 "백출과 석창포 뿌리를 먹고 물을 마시기만 하면 이처럼 배고프지도 않고 늙지도 않소"라고 대답했다. 황실의 귀인들과 부호들이 그 말을 듣고 백출과 석창포 뿌리를 구하여 먹었지만 1년을 넘기지 못하고 그만두었다. 자신들이 게으르고 싫증난 탓인데도 상구자가 숨겨둔 다른 비술이 있을 것이라고 생각했다. 그는 300년 동안 사람들 속에서 살다가 어디론가 사라졌다고 한다.

또 『도장』에는 구체적인 석창포 복용법과 그 효과가 아래와 같이 기록되어 있다.

석창포는 온갖 물풀의 정기가 모인 것으로 신선이 되게 하는 영약이다. 쌀뜨물에 담가 하룻밤을 두었다가 껍질을 벗기고 말려 곱게 가루를 만든다. 이 가루 한 근을 찹쌀죽에 넣고 끓인 후, 꿀을 넣고 반죽하여 오동나무씨만 하게 알약을 지어 자루에 담아서 바람이 잘 통하는 곳에 두어서 말린다. 이것을 날마다 아침에 20개씩 먹고 저녁에 잠자기 전에 30개씩 먹는다. 한 달을 먹으면 소화가 잘되고 두 달을 먹으면 담이 없어진다. 5년을 먹으면 흰머리가 검어지고 골수가 차며 얼굴빛이 고와지고 빠진 이가 다시 돋는다. 오래 먹으면 늙지 않고 추위와 더위를 타지 않는다.

석창포와 차를 함께 복용하는 처방으로는 창포말리차菖蒲茉莉茶가 있다. 하루 분량으로 녹차 10g에 석창포 뿌리줄기를 가루 낸 것 5g을 섞어 우리는데 여기에 재스민 꽃잎을 적당량 섞는다.

창포말리차는 만성 위염으로 속이 더부룩하고 통증이 있을 때 아주 좋다. 물론 수험생이나 노인의 건강 음료로도 권할 만하다. 이렇듯 재스민 꽃은 나름의 효능도 지니고 있지만 차의 풍미를 위한 혼합 재료로도 쓰인다. 기호에 따라 다른 꽃잎의 배합도 가능하다.

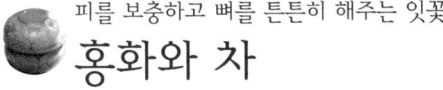

피를 보충하고 뼈를 튼튼히 해주는 잇꽃
홍화와 차

홍화紅花는 국화과의 1년생 초본으로 사람에게 이롭다는 점에서 '잇꽃'이라 하기도 한다. 최근에 홍화는 그 종자가 뼈에 좋다는 이유로 많이 활용하지만 한방에서는 예로부터 꽃잎을 약용으로 사용한다. 홍화의 원산지는 이집트이며 현재는 한국, 중국, 일본, 인도, 미국 등지에서 홍화가 재배되고 있다.

고대에는 홍화 꽃잎에서 추출한 색소를 옷감에 물을 들이는 염료로 쓰기도 했고 시집 가는 각시의 연지 재료로도 이용했다. 우리나라에서 잇꽃잎을 염색에 사용한 역사는 매우 오래되었다. 평양 교외의 낙랑 고분에서 홍화로 염색된 천이 출토된 적이 있고, 신라 때에는 홍전紅典이라는 기관을 두어 홍화 재배와 염색을 전담하게 했다. 조선시대에는 잇꽃 염색이 일반화되어 서민들도 홍화를 밭에 많이 가꾸었다.

홍화는 초봄에 씨를 뿌리면 6, 7월경에 노란 꽃을 피우는데 점차 붉은색으로 변해간다. 노란색과 붉은색을 함께 이용할 수 있는 홍화

염색은 푸른색 염색을 상징하는 쪽과 함께 천연 염색의 대표격으로 우리에게 친근했으나 현대에 이르러 화학 염색법이 발전하며 점차 그 역할이 퇴색되는 운명에 처하게 된다.

홍화 꽃잎의 주성분은 카르타민carthamin, 홍화황색소safflower yellow, 카르타미딘carthamidin 및 지방유 등이다. 종실인 홍화씨는 기름용 및 약용으로 이용되며 주성분으로 지방유, 리놀레산linoleic acid, 글리세리드glyceride, 리그난lignan의 트라킬로사이드tracheloside가 함유되어 있다.

한의학에서 홍화는 성질이 따뜻하고 무독하며 맛은 쓰고 맵다 하여 주로 여성들의 냉증冷症과 어혈瘀血 등의 혈병血病에 다용했다.

『본초강목』에서는 홍화의 색깔에 빗대어 "홍화의 즙액이 혈과 같은 종류가 되어 능히 남자의 혈맥을 행하게 하고 여자의 월경을 통하게 한다. 많이 쓰면 피를 돌게 하고 조금 쓰면 피를 보충해 준다"고 하여, 역시 홍화를 혈血과 관계된 증상에 응용했음을 볼 수 있다.

현대 한의학 임상에서도 홍화를 산후 어지러움, 산후 복통 등에 사용하며 월경 곤란증이나 타박상, 염증성 부종에도 응용하고 있다. 주의할 점은, 홍화가 피를 순환시키고 어혈을 풀어주는 작용이 강하여 혈관 확장과 자궁 수축 등을 유발하므로 평소 빈혈이 있거나 임신했을 경우에는 신중히 복용해야 한다는 점이다.

차와 홍화는 약재로 함께 쓰기도 하는데 한방에서는 '녹차홍화탕'이란 처방이 있다. 이 처방은 구성이 간단하고 차 대용으로 활용하기에 크게 부담이 없다. 잘 법제된 녹차 1.5g와 약한 불에 말린 홍화를 녹차와 같은 양으로 배합하여 5분 정도 끓인 후 흑설탕을 가미하여

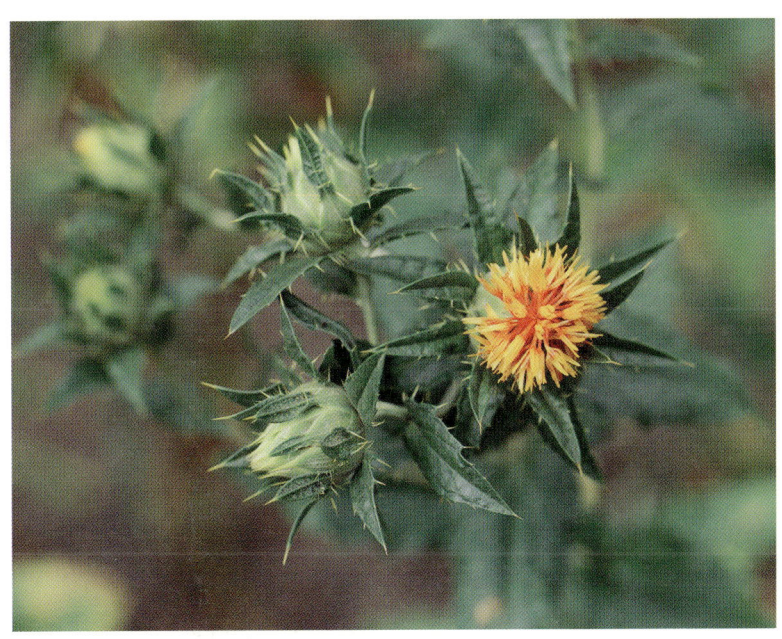

복용한다.

  차의 맛을 살리면서 복용하기 위해서는 홍화 3g 정도를 1ℓ의 물에 10분 정도 끓인 후, 그 홍화탕에 녹차를 우리는 것이 좋다.

  녹차홍화탕은 역시 여성들에게 생리통, 산후 어지러움, 하복부 불편함이 있거나 월경이 불규칙할 경우 등에 효과가 있고 혈전血栓 등으로 인한 심장 관상동맥 이상이나 뇌경색의 경우에 응용할 수 있다.

  홍화는 작용이 강하므로 장복을 필요로 할 때는 전문가와 상의해야 하고 임신했을 때에는 복용하지 않는 것이 좋다.

  또한 홍화의 불포화 지방산인 리놀레산 등은 설탕이 지방으로 변화하는 과정을 지연시켜서 비만 치료에도 효과적일 수 있다. 식사

후에 홍화유를 세 숟가락 정도 복용하면 의외로 비만 관리에 효과가 있다.

홍화유를 먹고 바로 찬물을 마시면 좋지 않고 홍화유를 복용하고 속이 더부룩하다면 양을 줄여서 복용해야 한다는 점에 주의한다.

한편 홍화씨가 뼈에 좋다는 소문으로 현재 우리나라에서는 흔히 골절이나 골다공증 등에 민간요법으로 많이 복용한다. 그 근거는 홍화씨에 함유된 유기백금에서 찾을 수 있다. 홍화씨에는 칼슘이나 마그네슘 등 뼈에 필요한 미네랄이 다량 함유되어 있고, 유기백금의 골절 유합 작용이 동물 실험 등에서 보고되어 뼈에 좋다는 것이다.

하지만 홍화씨의 효능은 소문만큼 학계에서 신뢰하고 있지는 않다. 특히 골다공증은 단순히 뼈의 구성 성분을 복용한다고 해서 나아지는 것이 아니고 내분비계가 평형을 이루는 것이 중요하기 때문이다. 홍화씨만 다량 복용할 때 오히려 위장 장애를 유발하는 경우도 흔히 나타난다.

그런 면에서는 홍화씨 달인 물에 차를 우려 마시는 것이 좋은 방법일 수 있다. 차 탄닌의 흡착력이 홍화씨 미네랄 성분의 위 부담을 다소간 부드럽게 해주기 때문이다.

아무리 좋아도 지나침은 모자람만 못하다는 말은 홍화 꽃잎이나 홍화씨를 두고 하는 말인 듯하다. 홍화는 효과가 좋지만 자칫 지나치게 복용할 경우 부작용도 우려된다. 좋은 약인 만큼 신중한 복용이 필요하다.

우울하고 지친 마음을 달래주는
자귀나무와 차

여름 밤에 어우러진 하얗고 불그스레한 꽃을 보고 있노라면 서양에서 자귀나무를 비단나무 silk tree 라 한 이유를 쉽게 알 수 있다. 꽃이 무척 아름다워 마치 비단실을 엮어놓은 듯하기 때문이다. 또한 자귀꽃은 피어 있는 기간도 길고, 그 좋은 향기는 잘 익은 과일을 떠오르게 한다.

자귀나무는 콩과의 낙엽교목으로 우리나라에서는 산비탈이나 들판, 길가 등에서 흔히 볼 수 있다. 미모사의 잎처럼 작은 잎들이 모여 길쭉한 모양을 이루고 있는데 밤이 되면 잎들이 서로 포개져서 축 늘어져 있다.

날이 밝으면 자귀의 잎은 다시 펴지는데, 이는 나무의 수면 작용이다. 그래서 자귀나무를 합환合歡나무라 한다. 부부의 금실을 상징한다고도 하며 소가 신선한 잎을 잘 뜯어 먹어 소쌀밥나무라 하기도 한다.

콩과의 식물답게 가을이 되면 콩꼬투리 같은 열매가 달린다. 그 열매가 바람에 흔들리면 많이 요란해서인지 여자들이 수다 떠는 것 같다고 해서 '여설수女舌樹'란 명칭도 갖고 있다.

자귀나무는 겨울잠도 오래 잔다. 목련, 개나리, 진달래의 꽃이 다 지고서야 새순이 돋는다. 대추나무, 회화나무와 함께 잎을 늦게 틔우는 느림보 나무로 유명하다.

한의학에서는 주로 자귀나무의 껍질을 약재로 쓴다. 여름에서 가을까지 벗긴 나무의 껍질을 말려서 약으로 쓰는데 '합환피合歡皮'라 한다. 합환피는 우울증을 풀어주고 정신을 안정시키는 작용을 해서 우울증, 건망증, 불면증에 주로 사용한다. 또한 종기로 인한 염증이나 호흡기 이상으로 만성 기침이나 토혈吐血이 있을 때도 활용한다. 타박으로 인한 동통에도 좋은 효과가 있다. 염증이나 통증이 있는 부위에 분말로 만들어 도포하기도 한다.

그 꽃인 합환화合歡花도 약으로 쓴다. 합환화는 우울, 불안, 건망증에 사용하며 신경성 소화 불량이나 식욕 감퇴에도 응용한다. 또 자귀나무 껍질의 배당체 성분인 알비토신은 최산催産 작용을 해서 예전에는 임부의 출산을 돕는 용도로 쓰기도 했다.

옛날에 조씨 부인이란 사람이 자귀나무 꽃이 필 때 그 꽃을 따다가 말려 베갯속에 넣어두고, 남편이 가끔 우울해하거나 힘들어 할 때 합환화를 꺼내어 술에 타서 남편에게 주었는데 그 효과가 아주 좋았다는 얘기도 전해진다.

합환피의 효능은 최근에는 림프 육종에도 응용하고 있다. 합환피의 소종消腫, 파어破瘀 작용을 암 치료에도 활용하는 예라 할 수 있다.

건강 기호 음료의 개발에도 자귀나무는 이용되고 있다. 자귀나무

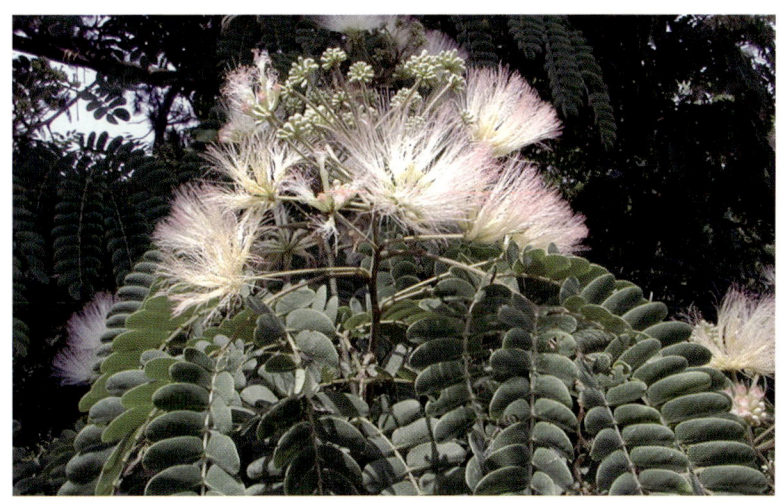

　의 잎을 주재료로 하여 박하잎, 누룽지 등을 섞어 현대인들의 정신적 스트레스, 불안, 불면 등의 개선을 목적으로 한 기능성 음료가 개발되기도 했다. 가정에서도 복잡한 일상에 지친 마음을 편하게 하는 데 자귀를 이용해 봄직하다. 평소 우울증이 있거나 스트레스에 시달릴 때 합환피를 달여 먹거나 합환화를 차 대용으로 활용해도 좋다.

　중국 문헌에서는 실제로 우울증을 치료할 때, 홍차에 합환피와 연밥, 감초 등을 이용하여 약으로 처방하고 있으며 합환화와 녹차를 배합하여 만성 우울증에 사용할 것을 권하고 있다.

　합환피를 차와 함께 활용할 경우에는 먼저 합환피를 30분 정도 엷게 끓인 물에 차를 우려 마시면 좋을 것 같다. 꽃을 이용하는 경우에는 잘 정돈한 꽃을 국화나 장미꽃처럼 찻물에 띄워도 괜찮다. 아직 피지 않은 꽃봉오리는 합환미合歡米라고 한다. 중국에서는 합환미를 상품上品으로 친다.

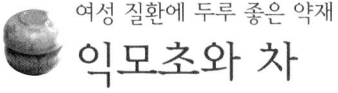

여성 질환에 두루 좋은 약재
익모초와 차

익모초益母草는 우리나라에서 흔히 볼 수 있는 친숙한 식물로, 지역에 따라 육모초 혹은 임초로라고도 한다. 6월경부터 8월 사이에 피는 익모초 꽃은 길섶이나 들, 풀밭, 산기슭 등지에서 한여름 짙은 녹색의 지루함을 밝은 분홍빛으로 틈틈이 장식해 주고 있다.

꿀풀과의 1년생, 혹은 2년생인 익모초는 줄기가 둔한 사각형이며 백색 털이 나 있고 가지가 갈라져 있다. 잎자루가 길며 가장자리에 둔한 톱니가 있다. 꽃은 연한 홍자색으로 윗부분의 잎겨드랑이에 몇 개씩 층층으로 달린다.

익모초는 그 이름이 의미하듯 엄마를 비롯한 여성을 돕는 풀로, 여성 질환에 쓰는 약초로서 다양하게 활용되어 왔다. 전설에 따르면 해산을 한 부인에게 사슴이 익모초를 물어다 주어 부인의 산후 회복에 도움이 되었다고 한다.

더위가 한창인 단옷날 정오경에 익모초나 쑥을 뜯으면 가장 양기가 승한 때이기 때문에 약효가 제일 좋다고 한다. 시골에서는 여름철

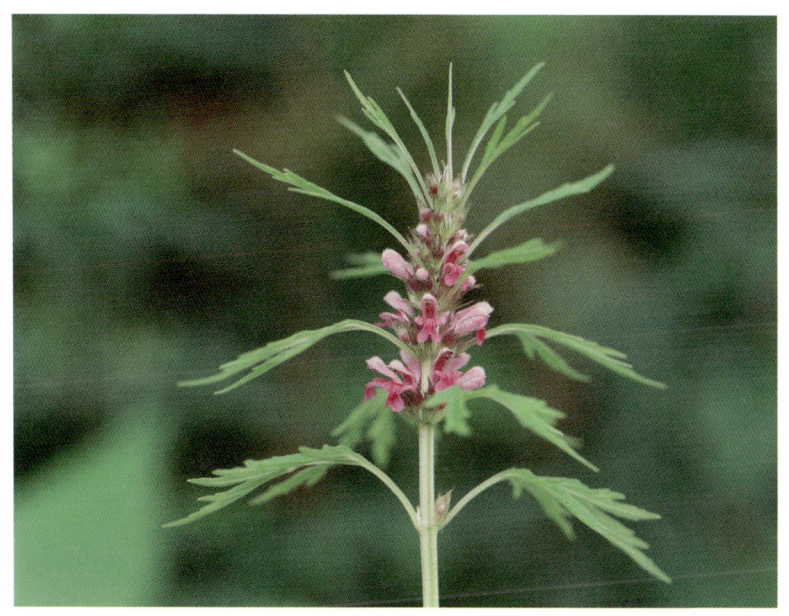

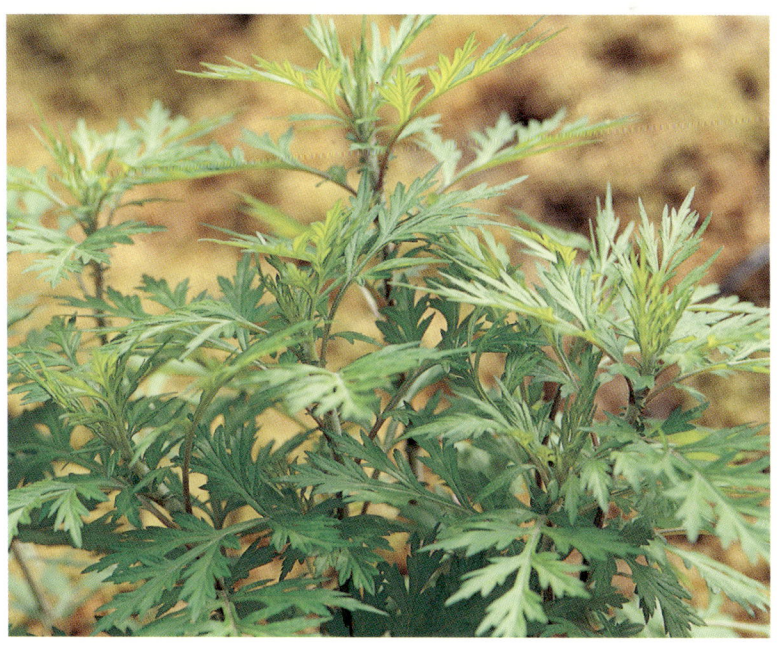

몸에 이로운 혼합 약차

모깃불을 피울 때 익모초를 태워 이용하기도 한다.

한의학에서는 익모초의 맛은 약간 맵고 쓰며 기^{氣}는 조금 냉하다고 한다. 『본초강목』에서는 "혈액 순환을 촉진하고 어혈을 잘 없애며 월경을 조절하고 해독한다. 태루^{胎漏}(임신 불안정), 난산, 어지러움, 출산 후 여러 증상, 혈뇨, 이질, 타박상에 의한 어혈뿐 아니라 대소변의 소통이 좋지 않을 때도 쓴다"고 했다. 또 이어서 "익모초는 뿌리, 줄기, 꽃, 잎, 열매를 모두 약용할 수 있으며 함께 써도 된다. 부인의 월경을 조절하여 균형 있게 하기 위해서는 익모초의 열매를 단독으로 쓰면 좋다. 종기나 부스럼을 치료하며 부종을 제거하고 혈액 순환을 촉진하므로 출산 후 여러 질환을 치료하는 데도 좋다. 살펴보건대 익모초의 뿌리, 줄기, 꽃, 잎은 오직 잘 소통시키는 작용을 하고 열매는 특히 소화기를 이롭게 하여 보양의 작용이 있다"고 했다.

이렇게 익모초가 역시 여성을 위한 좋은 약초이며 그 열매도 중요한 약재임을 말하고 있다.

또한 『동의보감』에는 피부 미용에 익모초를 사용한다고 했다. "여름에 뿌리째 캐서 햇볕에 말린 다음 가루를 낸다. 이것을 물에 반죽하여 달걀만 하게 만들어 센 불에 약 30분 정도 태운 다음 두 시간 정도 두었다가 꺼낸다. 그러고는 사기그릇에 담고 갈아서 채로 처낸 것을 가루비누 쓰듯 하면 얼굴이 고와진다"고 했다. 가정에서도 사용해 볼 만한 방법이라 생각된다.

익모초의 성분으로는 레오누린^{leonurine}, 레오누리딘^{leonuridine}, 루틴^{rutin}을 비롯해 비타민A와 지방유 등이 있다. 민간에서는 익모초의 생즙을 낸 것을 복용하여 여름철 더위로 인한 병을 예방하거나 치료할 목적으로 사용하기도 한다. 무더위로 열이 나고 토할 때 생즙을 내어 한 잔씩 마시면 도움이 되기도 한다.

그런데 익모초는 차와 마찬가지로 성질이 냉하기 때문에 함부로 다량을 장복하는 것은 주의를 요한다. 더위에 기력이 떨어져 있을 때 몸을 차게 하는 약을 지나치게 복용하는 것은 건강을 해칠 수도 있기 때문이다. 더위에 지칠 때 무작정 찬 음식을 찾는 것보다 신맛 나는 음료를 마시거나 음식을 먹는 것도 지혜로운 방법이다.

익모초와 차를 함께 이용한 익모녹차탕도 활용 가치가 높다. 익모녹차탕은 주로 여성들의 월경 불순이나 산후 부종, 통증 등에 다용하며 사구체 신염으로 인한 부종에도 효과를 볼 수 있다.

차로 쓸 때 익모초는 전초全草를 모두 말려서 사용하며 가정에서 쓸 때에는 하루 50g을 넘지 않는 게 좋다. 또한 고혈압이나 신경성 화기火氣로 인한 소화 불량에도 한 날 정도 복용할 수 있는데 이때는 하루 분량으로 마른 익모초 20g 정도가 적당하다. 익모초를 10분 정도 끓인 후 그 물에 차를 우리면 된다. 쓴맛을 싫어한다면 꿀을 가미해서 복용해도 좋다.

가끔 직접 산야에 나가 초목을 대할 때면 자연의 고마움에 늘 고개가 숙여진다. 우리의 산하에 펼쳐진 많은 식물들 중 어느 하나 귀하지 않은 것이 없다. 익모초도 그저 흔히 볼 수 있는 풀이지만 몹시 소중한 우리의 자원이다.

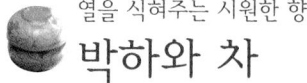
열을 식혀주는 시원한 향
박하와 차

산을 오르다 접한 박하향은 무척 신선했다. 화려한 향기가 주는 상상에 이끌려 직접 그 식물을 찾아보니 생각보다 평범한 식물이라는 점에 묘한 부조화를 느끼기도 했다.

못생긴 꽃은 더 의외였다. 그래서일까? 외면의 화려함보다 내면의 깊이가 얼마나 중요한지를 가슴으로 체험한 기회이기도 했다. 20년도 더 지난 일이다.

박하는 꿀풀과의 여러해살이풀이다. 야식향夜息香· 인단초仁丹草· 구박하歐薄荷라고도 하며 민트mint라는 말로 더 유명하다. 크게 동양종과 서양종으로 나누는데 서양종은 정유의 성질에 따라 페퍼민트M. piperita, 스피어민트M. spicata, 페니로열민트M. pulegium 등으로 구분한다.

동양종은 일본박하라고도 하는데 줄기가 붉은 적경종赤莖種과 그렇지 않은 청경종靑莖種으로 나누기도 한다. 하지만 서양박하라고 해서 서양이 원산지는 아니다. 태고 시대에 중국에서 인도를 거쳐 유럽에 전파된 것을 서양박하의 기원으로 보기 때문이다. 기원전 1000년에

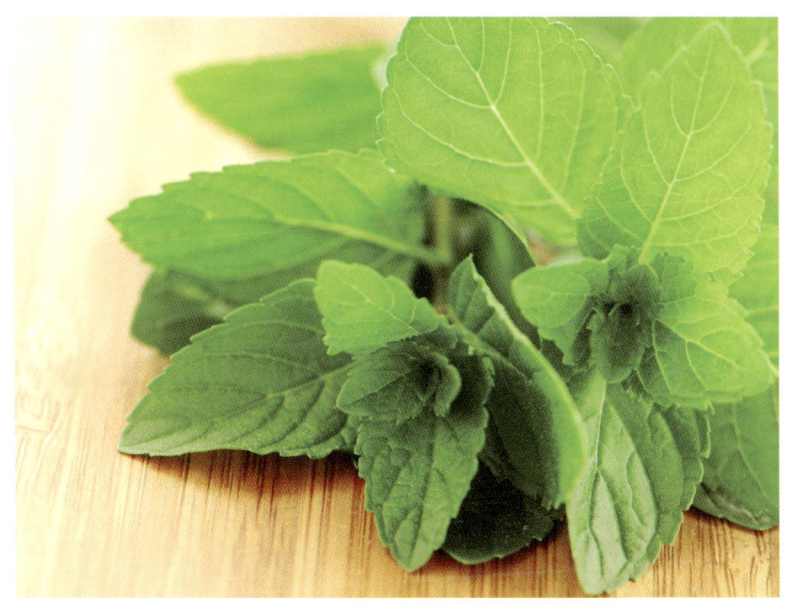

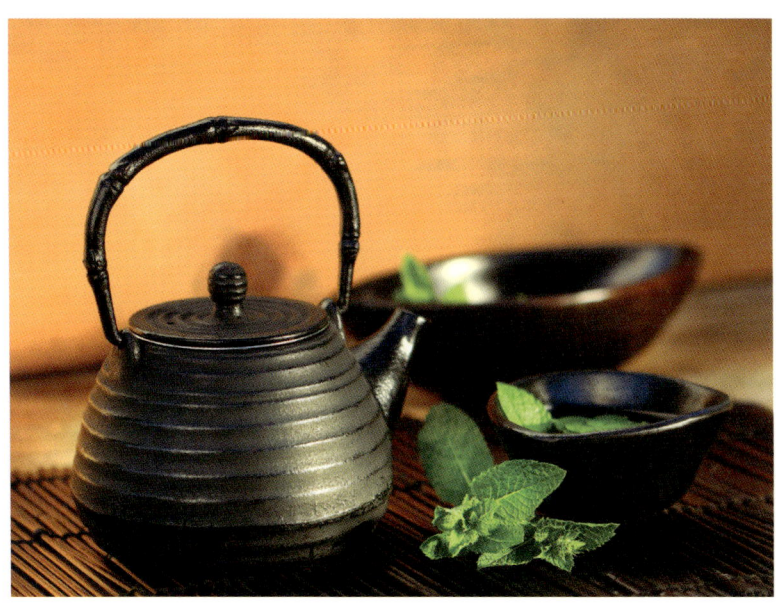

서 기원전 600년경에 이미 이집트에서 박하를 재배한 흔적이 있다.

　박하는 품종에 따라서 향, 풍미, 잎의 색, 형태가 다양하지만 어느 박하에나 공통된 특징은 사각의 줄기, 마주나는 잎, 흰색에서 자색에 걸친 원추형 꽃이다. 주로 습기가 있는 들이나 산지에서 자라며 60~100cm 정도까지 큰다. 잎 표면에 있는 기름샘에서 기름을 분비하는데 정유의 대부분인 멘톨menthol은 이 기름샘에 저장된다. 동양종의 경우, 멘톨 채취량은 많으나 향기는 서양박하보다 떨어진다고 한다.

　사람들이 박하를 약용으로 혹은 향신료로 사용한 역사는 오래전부터 시작되었다. 지금도 영국에서 고기 소스로 흔히 쓰는 민트 소스는 3세기까지 그 역사가 거슬러 올라간다.

　동양의 본초서에서도 6세기경에 이미 박하는 중요 약재로 대접받고 있다. 또한 로마 신화에도 박하 이야기가 전해진다. 박하를 이르는 서양말로 멘타Mentha는 지옥의 강물 신 코키투스Cocytus의 딸이다.

　지옥의 애기인 게 흠이지만 멘타는 지옥의 왕 플루토Pluto의 사랑을 받았는데 그로 인해 왕의 부인인 페르세포네Persephone의 질투를 사서 박하로 변했다고 한다.

　현재 박하의 쓰임새는 무척 다양하다. 상쾌한 향을 이용한 기호 음료로서 소화를 촉진하고 기분을 좋게 하는 효과를 낸다. 페퍼민트를 끓여 우유와 섞어 마시는 '나이트캡Nightcap'도 숙면을 위한 음료로 유명하다. 사탕은 물론 치약, 비누, 소스에 이르기까지 박하라는 식물은 몰라도 박하향은 모든 이에게 시원하고 상큼한 느낌으로 기억되고 있다.

『동의보감』에서 박하는 "서늘한 기운과 매운맛을 가지고 머리와 눈을 시원하게 하며 몸속 깊은 화기火氣를 낫게 한다. 약효가 몸의 윗부분에 작용한다"고 했다.

실제 한방에서도 박하는 감기 등으로 몸에 미열이 있으면서 머리가 무거운 경우에 피부에서 땀이 나기를 유도하여 열을 내리고 머리와 눈을 맑게 하는 데도 사용하며 소화 장애, 설사 등에도 응용한다. 또한 보혈補血의 주요약인 당귀와 박하를 함께 입욕제로 활용하여 목욕하면 신체의 혈행 개선과 여성 생식기 건강에 도움이 된다.

『동의보감』에도 그렇게 쓰여 있지만 박하향을 대할 때 우리가 느끼는 시원한 감각은 최근까지도 막연히 멘톨의 향기 때문에 생긴 이상 감각이라 여겼다.

그러나 2002년, 과학적으로 신선한 발견이 이루어졌다. 미국 캘리포니아California 대학의 줄리우스Julius 교수팀은 감각 기관에서 온도에 반응하는 이온채널Ion Channel을 연구하다가 차가운 온도에 반응하는 이온채널 단백질TRPM8을 발견했는데, 이 단백질이 박하의 멘톨에도 반응한다는 사실을 알아냈다. 찬 공기가 몸에 닿으면 느끼는 온도감을 박하향을 통해서도 대뇌가 똑같이 느낀다는 것이었다. 이들은 앞서 1997년에는 고추가 몸에 열을 느끼게 하는 이유를 알아내는 연구 업적도 이루었다.

위와 같은 이유로 박하와 차를 이용한 박하차는 여름철 건강 음료로 더욱 적당하다. 이때 쓰는 박하로는 동양종이나 페퍼민트, 스피어민트 모두 상관없지만 신선한 것일수록 좋다.

그렇다고 박하 생엽을 따서 바로 차로 만들어 쓰는 것은 잘 권하지 않는다. 약재의 성질을 안정시키기 위해선 법제가 필요하기 때문이다. 박하는 특별한 방법은 아니지만 음건陰乾해서 사용한다. 그늘에 잘 말린 박하잎을 녹차와 함께 따뜻한 물에 우려 마시면 된다.

박하차는 더위에 몸이 지치고 머리가 무거울 때 몸을 식히고 머리와 눈을 가볍게 하는 데 좋다. 또한 구취를 없애주기도 하며 감기로 목이 붓고 아플 때도 좋은 건강 음료가 된다.

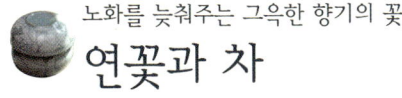

노화를 늦춰주는 그윽한 향기의 꽃
연꽃과 차

함지박만 한 자기그릇에 연꽃을 띄우고 연향을 머금은 찻잎을 우려 마시는 모습은 이제 차를 즐기는 사람들에게는 낯설지 않은 멋스러움이다.

연꽃차의 기원은 정확하지 않으나 중국 명나라 때 고원경顧元慶의 『운림유사雲林遺事』에 요즘 우리가 하는 것과 흡사한 연꽃차 만드는 방법이 기록되어 있다.

아침 해가 떠오를 때 못에서 완전히 피지 않은 꽃송이를 벌리고 차를 넣어 삼 껍질로 묶어둔다. 다음 날 일찍 연꽃을 따서 차를 거두어 종이에 싼 후 불에 쬐어 말린다. 이러한 과정을 세 번 반복한 다음 주석 통에 담아 시원한 곳에 보관한다.

소담스런 한 송이 연꽃과 함께 어우러진 차를 생각하면 청나라 때 사람인 심복沈復과 그의 아내, 운芸의 얘기를 지나칠 수가 없다. 넉넉지 않은 살림에 좋은 차를 구하기 어려웠던 운은 이른 아침 갓 피어난 연꽃을 따서 우린, 그윽한 향기가 나는 새로운 차를 사랑하는 남편에게 대접했다고 한다.

임어당林語堂은 중국 문학에서 가장 사랑스런 여인으로 운을 들었다. 그녀는 지혜와 재치를 지녔고 늘 성실했으며 남편과 함께 문학과 미술에 대해 토론하는 동반자였다. 심지어는 싫다는 남편에게 첩을 구해주기 위해 애쓰기도 했다. 운은 보기 드문 희생적인 사랑의 표상으로, 남편을 두고 한참 먼저 세상을 뜨고 만다.

인도나 열대 아시아가 원산지인 연은 연꽃과의 다년생 수초다. 뿌리는 마디가 있는 둥근 막대 모양이고 옆으로 길게 뻗는다. 잎줄기가 부챗살처럼 퍼져 있는 연녹색의 크고 둥근 잎은 40cm 정도로, 뿌리줄기에서 나와 물 위에서 자라는데, 잎 표면이 물에 젖지 않는 게 특징이다.

연꽃은 흰색이나 담홍색 꽃이 7월과 8월 사이에 핀다. 꽃 속에 원추를 거꾸로 세운 모양의 녹색 연밥이 있고 윗면에 구멍이 나 있다. 그 안에 있는 2cm 정도의 타원형 씨는 10월경에 익는다. 연씨는 수명이 길어 3,000년이 지나도 싹을 틔운다고 한다. 뿌리줄기는 고급 식품으로 쓰고, 뿌리를 달이거나 즙을 내서 약용으로 쓰기도 하며, 잎줄기나 열매·잎 모두 식용과 약용으로 이용한다.

연꽃은 불교에서는 의식에 사용하며 회화·건축·공예 등 다방면에서 불교의 상징처럼 여겨지기도 한다. 이집트 신화나 그리스 신화에서는 사랑과 생식을 상징하고, 중국에서는 진흙탕 속에서 티 없는 꽃

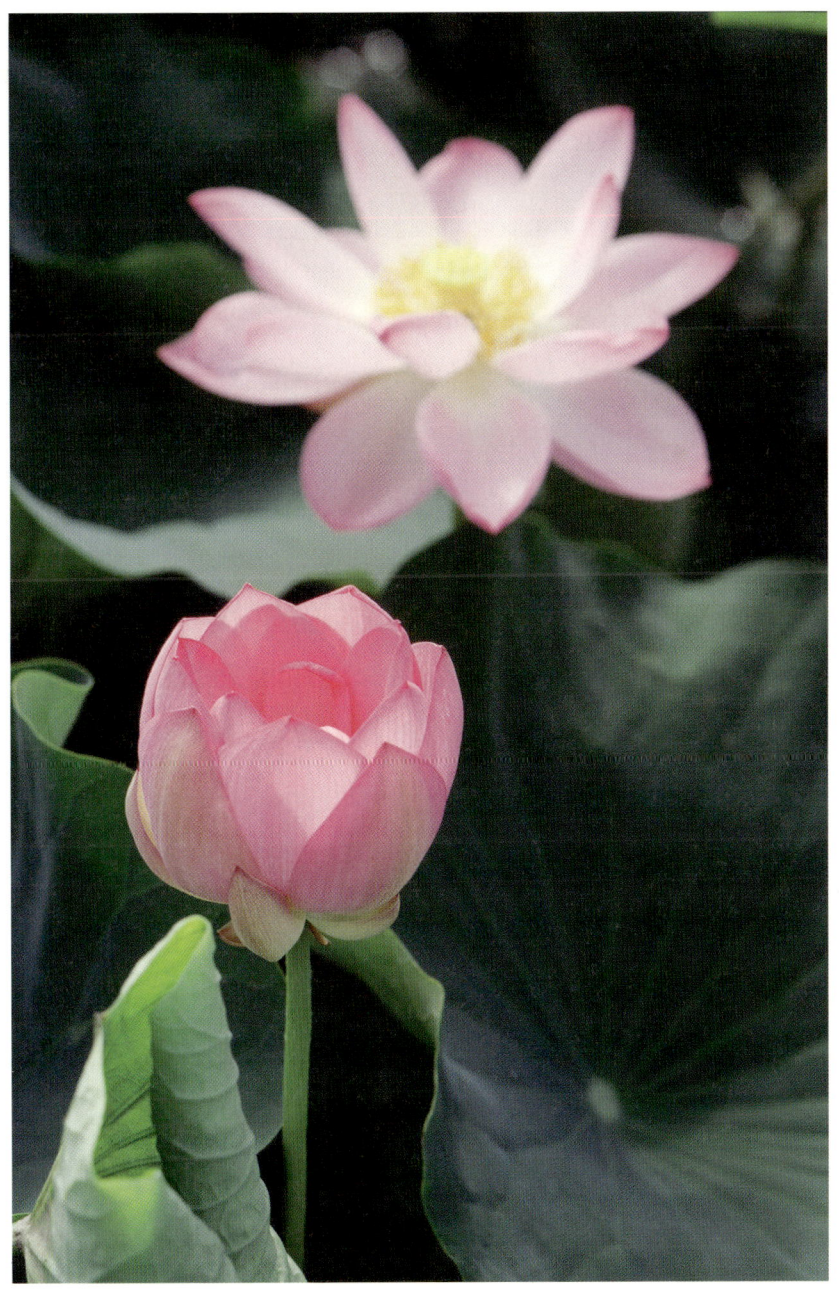

을 피우는 연꽃을 순수의 상징으로 삼고 속세에 물들지 않는 꽃이라 하여 '군자화君子花'라고 부르기도 했다.

한의학에서뿐만 아니라 민간요법에서도 많이 쓰여온 연꽃의 꽃술은 약명으로 연수蓮鬚라고 하는데 대단한 약재로 인식되어 왔다.

최근 부산대학교가 과학기술부의 지원을 받는 자생식물이용개발 사업단의 과제로 1,000여 종의 자생식물들을 탐색한 결과, 연꽃의 수술에 노화를 야기하는 활성산소와 활성질소 등의 생성을 억제하는 효과가 있음을 발견하고 해당 물질을 추출하는 데 성공했다고 밝혔다.

연꽃의 종자인 연자蓮子도 대단히 좋은 약이다. 특히 진정 작용이 뛰어나서 가슴 두근거림, 수면 중의 불안, 입이 마르고 쓸 때, 소변이 진하고 뻑뻑할 때 진정 작용이 뛰어나다.

또한 연자는 지사제止瀉劑로도 많이 쓰여왔다. 비·위장 기능의 허약으로 식욕이 떨어지고 소화 장애가 있으며 설사를 하는 경우에 좋다.

차와 함께 연자와 대추를 이용한 '조연차棗蓮茶'가 있다. 대추와 연자 적당량을 30분 정도 끓인 물에 차를 우려 마시면 강장제로서도 좋고 소화기가 약한 사람에게도 많이 활용할 수 있다.

식생활 속 큰 부분을 차지한 중남미의 전파물
옥수수와 차

세계 3대 곡식 중 하나인 옥수수는 중남미가 원산지다. 프랑스의 어떤 역사학자는 "옥수수가 없었다면 마야Maya나 아즈텍Aztēcah의 거대한 피라미드도, 쿠스코Cuzco의 성벽도, 마추픽추Machu Picchu의 인상적이고 놀라운 건조물도 불가능했을 것이다"라고 말했다. 그만큼 중남미에서 옥수수는 우리의 쌀보다 귀한, 그들의 삶 자체였다.

볏과의 1년생 초본인 옥수수의 재배는 대략 기원전 7000여 년으로 거슬러 올라간다. 최초의 옥수수는 우리가 지금 보는 옥수수와는 달랐다. 낱알도 몇 개 없고 자루도 작아서 아주 볼품이 없었다. 이런 옥수수가 수천 년 동안 인간의 손에 의해 개량되어 왔다. 그래서 지금처럼 단위 면적당 생산력이 가장 월등한 작물이 된 것이다.

하지만 옥수수는 우리나라나 유럽 등에서는 주식의 자리를 차지하지 못했다. 조선 후기 실학자이자 농업학자인 서유구徐有榘가 『행포지杏浦志』에서 "옥수수 가루의 맛이 밀가루에 필적함에도 우리나라 사람들은 그리 좋아하지 않으니 애석하다"라고 한 것을 보아 옥수수는 우리 입맛에 잘 맞지 않은 듯하다.

그런데 현대에 오면서 세계 모든 이에게 옥수수는 알게 모르게 생활의 큰 부분을 차지하고 있다. 먹을거리로서 상품으로 나오는 과일쥬스, 스낵류, 소시지, 마가린, 물엿 등에 옥수수가 다량 함유되어 있을 뿐 아니라, 가축 사료로 쓰이는 옥수수까지 생각하면 우리가 육류를 먹는다고 하면 결국은 옥수수를 먹는 것과 마찬가지라고 할 수 있다.

게다가 일상용품으로 치약, 화장품, 이쑤시개, 자동차 범퍼까지 옥수수의 활용은 상상을 넘어서고 있다. 최근에 친환경 연료로 주목받고 있는 에탄올ethanol도 결국 옥수수에서 주로 추출할 계획을 세우고 있다. 그래서 콜럼버스Columbus가 아메리카를 발견한 후 가장 위대한 전파물이 옥수수란 이야기도 있다.

옥수수의 약리적 효능으로는 불포화 지방산인 리놀산linolic acid이 동맥경화 예방에 도움이 되며 베타–시토스테롤β-sitosterol은 잇몸 질환 치료제로 널리 쓰이고 있다. 최근에는 옥수수를 쪄서 먹었을 때 항산화 작용과 항암 작용이 증가한다는 연구 보고도 있었다.

수년 전부터 옥수수의 화주花柱인 옥수수수염으로 만든 대용차가 우리에게 인기를 끌고 있다.

한의학에서는 옥수수수염을 옥미수玉米鬚 또는 옥촉서예玉蜀黍蕊라고 해서 이뇨, 혈압 강하, 혈당 강하, 지혈止血 등에 좋은 약으로 활용해왔다. 따라서 신장 기능 약화로 인한 부종에 옥수수수염을 쓰기도 하지만 효과가 강한 약은 아니다.

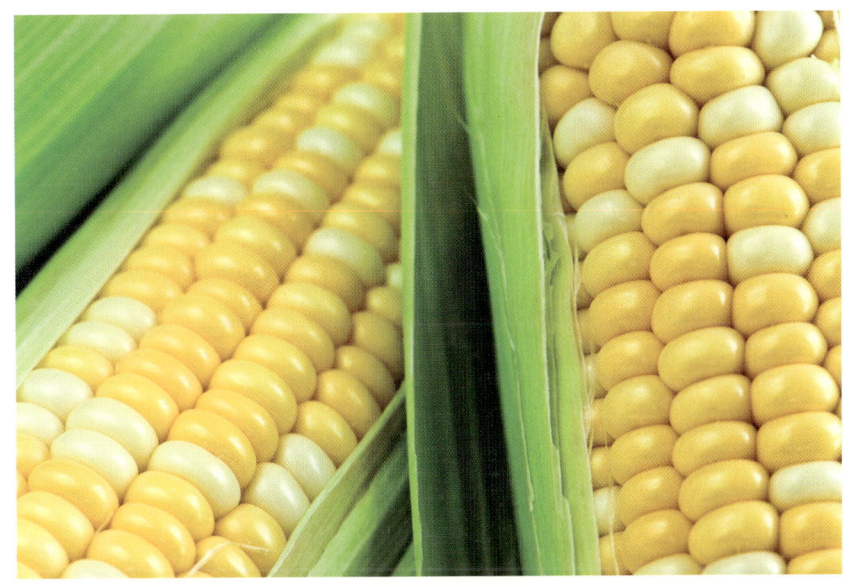
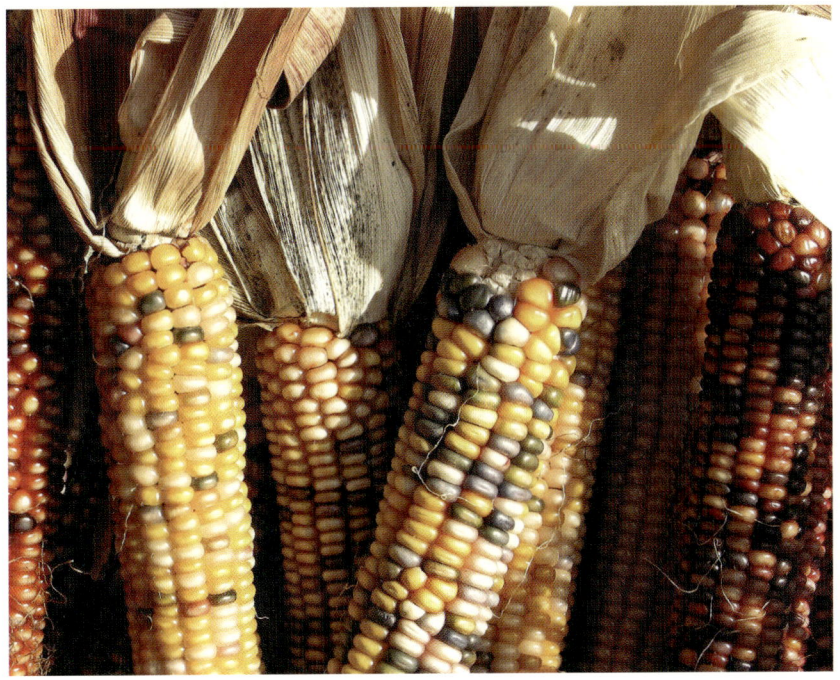

2008년도에 옥수수염차의 부작용에 대한 논란으로 칼륨 함유 음료가 신장 기능 저하자에게 좋지 않을 수 있다는 염려의 목소리가 있었다. 하지만 식약청에서 '시중 옥수수염차가 부작용을 초래하려면 하루 약 36ℓ 이상을 음용할 경우에 문제가 된다'고 발표하여 현실성 없는 에피소드로 끝난 적이 있다.

필자는 옥수수염만 이용한 차보다 옥수수염에 녹차를 섞은 '옥미수차'를 고혈압 관리에 추천하고 싶다. 이 차를 신장 기능 이상자가 치료를 목적으로 복용하기엔 부작용의 염려가 없더라도 큰 효과를 기대하기는 어렵다.

하지만 원활한 이뇨 작용은 고혈압 관리에 중요한 요소가 된다. 차를 섞은 옥미수차는 고혈압 약으로 쓰는 이뇨제를 보조할 좋은 건강차가 된다. 물론 한 잔의 차가 주는 마음의 여유는 고혈압을 다스리는 데에 더 좋은 치료제임은 말할 것도 없다.

옥미수차는 풍미도 탁월하다. 먼저 옥수수염을 얇게 15분 정도 끓인 물에 녹차를 우려 마시는데 그 맛이 서로 다른 제법의 차를 섞은 듯하여 큰 거부감이 없다. 옥수수염의 쌉사름한 맛은 기호에 따라 차의 밋밋함을 보완해 준다고 느낄 수도 있다. 이제부터는 옥수수염을 버리지 말고 모아두었다가 차로 활용해 보면 어떨까?

중남미의 어디에선가 전해지는 옥수수에 대한 이야기가 있다. 인디언 풍습에 소녀가 성년이 되면 긴 터널 같은 옥수수밭을 지나게 한다. 지나간 길을 되돌아가지는 못하고 수많은 옥수수 중에 하나만 따 가지고 밭을 나오게 하는데, 예쁘고 알찬 옥수수를 누가 가져오는가를 겨루는 놀이이다. 다들 처음에는 아무리 좋은 옥수수라도 그냥 지나치기 쉽고 중간쯤 가다 보면 먼저 본 것이 아쉬워 지나치며 어느덧 옥수수밭의 마지막 부분에 이르고 나면 기대보다 못한 것을 허겁지겁 선택하는 경우가 많다는 것이다.

  살아가면서 수없이 경험하는 선택의 갈등 속에서 반드시 뭔가를 포기해야 한다는 교훈이, 너무 많은 것을 가지려 하는 나를 돌아보게 한다.

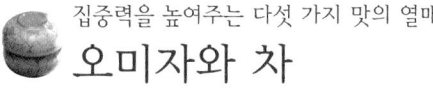

집중력을 높여주는 다섯 가지 맛의 열매
오미자와 차

여름철 더위에 뺏긴 수분을 보충하고 갈증을 해소하는 데 오미자 五味子는 좋은 동반자가 되어준다. 오미자는 상큼한 맛의 여름 음료 재료로 주로 쓰이지만 건조한 가을과 겨울에 푸석해진 피부나 메마른 호흡기에도 꼭 필요한 과일이다.

오미자는 목련과의 낙엽성 덩굴식물로서 줄기는 가지에서 드문드문 나고 자루가 달린 잎이 어긋난다. 잎사귀는 얇고 넓은 타원형이며 길이는 5~11cm이다. 자웅이주 雌雄異株(암수딴그루)이며, 5~7월에 연한 황백색 꽃이 핀다.

암꽃에는 여러 개의 암술이 꽃받침 위에 나선 모양으로 늘어서는데, 진홍색 둥근 액과가 다수 붙는다. 이 열매를 말려 검게 만든 것을 오미자라고 하며, 주로 8~9월에 수확한다.

오미자는 우리나라를 비롯하여 일본, 중국, 사할린 Sakhalin 섬 등지에서 주로 생산한다. 오미자의 종류에는 오미자(북오미자)·남오미자·흑오미자 등이 있는데 우리나라에는 주로 태백산 일대에서 많이 자

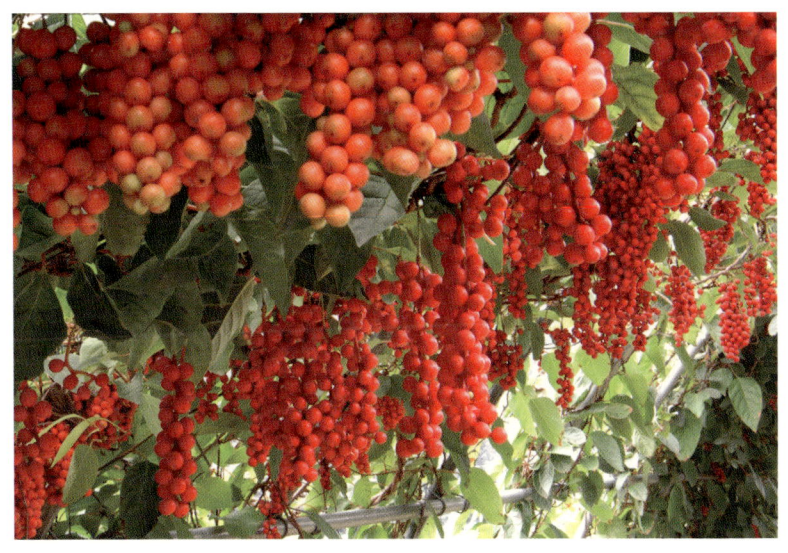

라고 남오미자는 남부 섬 지방, 흑오미자는 제주도에서 자란다.

'열매는 하나인데 맛은 오미가 다 들어 있다'고 해서 이름 붙여진 오미자에는 사과산과 주석산이 많이 들어 있어 사실상 신맛이 강하다. 오미자는 자양강장제로도 오래전부터 이용되어 왔고, 특히 정신적 스트레스를 많이 받는 사람의 정신 신경을 이완해 주고 머리를 맑게 해주어 정신 집중도를 높여준다.

『본초강목』에는 "보약에 오미자를 쓸 때는 익혀서 쓰고 기침에 쓸 때는 생것을 쓴다. 오미자의 시고 짠 맛은 간에 들어가서 신장을 보하고, 맵고 쓴 맛은 심장에 들어가서 폐를 튼튼히 하며, 단맛은 소화기에 들어가 비위를 이롭게 한다"고 하여 오미자의 오미가 오장을 모두 튼튼히 한다고 언급했다.

현대 한의학에서는 진해제鎭咳劑·강장제·지사제·지한제止汗劑로서,

오래된 기침 가래(喘咳)·식은땀·성 기능 장애·과로 등의 치료에 오미자를 사용한다.

　오미자를 이용한 임상 보고를 보면, 102례의 급성 간염의 경우에 평균 10.1일 만에 GPT(glutamic pyruvate transaminase) 수치의 저하를 가져왔는데 유효율이 84.2%에 달했다고 한다. 급성 장염의 경우에도 오미자 달인 물에 흑설탕을 섞어 복용시켜서 치료한 여러 예를 보고하고 있다. 급성 세균성 이질의 33례에 있어서도 29례의 경우에 호전 반응을 보였다고 한다. 신경쇠약의 치료에 있어서도 환자가 불면·두통·현기증·가슴 두근거림 등을 호소할 때 오미자 추출액만을 복용하여 58%가 현저한 호전 양상을 보였다.

　차와 함께 오미자를 활용하기도 하는데 대표적으로 '오미자녹차'가 있다. 오미자녹차는 오미자를 엷게 끓인 물에 녹차를 우려 마시는 것으로 설사 치료에 도움이 된다.

　오미자녹차는 거칠고 푸석한 피부를 팽팽하게 가꾸는 데도 유용하다. 오미자녹차에 황기를 첨가해서 음용하면 주름살도 펴지게 한다는 말이 있을 만큼 피부를 탄력 있게 하는 데도 도움이 된다. 건조한 계절에 만성적으로 기침을 하거나 가래가 나오는 경우, 오미자를 넣어 우린 발효차를 꾸준히 음용하는 것도 좋은 방법 중 하나이다.

　오미자는 신맛이 강해 차와 블렌딩할 경우 풍미가 생각보다 못할 수 있다. 개인적인 경험으로 이럴 경우에 감미료를 조금 가미하면 차의 효과와 풍미를 함께 얻을 수 있다.

　또한 소변을 자주 보는 사람도 오미자가 신장을 강하게 하고 방광을 수축시키므로 익지인益智仁과 파고지破古紙 등을 섞어 달여서 차로 음용하면 좋은 효과를 볼 수 있다. 정신이 산만하여 헛된 망상을 자주하고 집중력이 떨어진 경우에, 혹은 정신력이 필요한 수험생에게도 익지인 등을 함께 넣은 오미자를 음용하는 것이 좋다.

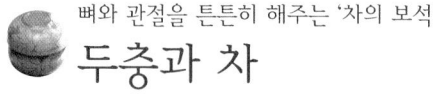
뼈와 관절을 튼튼히 해주는 '차의 보석'
두충과 차

한의학의 가장 오래된 본초서인 『신농본초경』에서는 차를 '신선이 되는 약재'로 다루고 있다. 두충杜沖도 역시 『신농본초경』에서 차와 더불어 '몸을 가볍게 하고 늙지 않게 하는 영약'으로 대접받고 있다.

두충은 '두충'이라는 사람이 그것을 먹고 득도得道한 것에서 연유했다는 얘기가 있다. 두충은 요즘 번식이 잘되어서 흔한 약재이지만 예전에는 대단히 귀한 약재였다.

두충은 두릅과의 일종으로 낙엽교목이다. 현재 우리나라 중남부에서 재배되고 있으며, 지리적으로는 중국이 특산이다. 나무의 높이는 10m에 달하며 잎은 타원형이다. 꽃은 4~5월경 엷은 녹색으로 피며 자웅이주로서 수꽃은 적갈색이며 6~10개의 짧은 수술이 있고, 암꽃은 짧은 자루에 한 개씩 붙는다. 열매는 날개가 있는 긴 타원형으로 편평하며 끝 부분이 오목하게 들어간다.

한의학에서 두충은 '성질이 따뜻하고 맛은 달아 신장과 간을 튼튼히 한다'고 되어 있다. 대체로 약재로는 나무의 껍질을 사용한다.

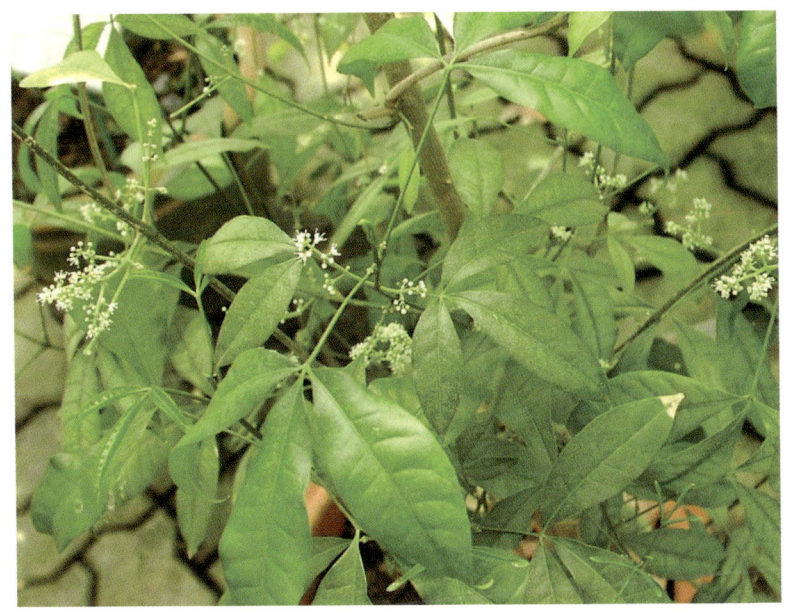

 여기서 말하는 간은 인대나 건으로 이루어지는 관절을 주로 의미하고 신장은 뼈와 관련이 있다. 따라서 두충이 뼈와 관절을 튼튼히 한다는 것을 의미한다.

 실제로 현대 한방에서는 두충을 뼈와 관절의 약화에 주로 활용하여 허리와 무릎에 통증이 있는 경우에 사용하며, 노인성으로 신장기능 저하로 인한 잔뇨감, 배뇨 장애와 정력 감퇴 등에도 사용하고 있다.

 두충은 비만 방지에도 활용한다. 두충이 갖고 있는 성분의 대사 촉진 작용은 이뇨 효과가 있고 비만 관리에 도움을 준다. 또한 두충에는 섬유질이 많기 때문에 최근 한방 비만 치료제에는 두충이 대부분 들어간다.

중국인들이 기름진 음식을 많이 먹으면서도 큰 병 없이 잘 지내는 이유를 차를 많이 마시는 덕분이라고 하지만 두충차의 효과 덕이라고도 할 만큼 식후에 두충차를 복용하는 중국인이 의외로 많다.

두충차는 두충잎으로 주로 만드는데 말려서 볶으면 멀리까지 퍼지는 향기가 좋아서 두충차는 '차의 보석'이라고도 한다. 두충차는 예로부터 강장과 보건을 목적으로 복용해 왔다. 또한 두충차는 알코올을 몸 밖으로 배출시킬 뿐만 아니라 구취도 없애주기 때문에 숙취 해소에도 좋다.

현대 약리학적인 두충 연구를 살펴보면 두충의 고혈압 치료가 단연 돋보인다. 중국 남경南京의 의대에서 행한 임상 실험에서 두충 엑기스를 꾸준히 복용한 경우, 60% 이상에서 좋은 효과가 나타났다. 다른 보고는 고혈압과 관련이 있을 것으로 보이는 이명·난청·어지러움·불면증 등에 두충이 탁월한 효과가 있음을 이뇨 작용과 연계해서 발표하고 있다.

최근에는 두충의 간 기능 개선·항암·남성 성 기능 향상·치매 예방 등에 대해서도 많은 연구가 진행되고 있다.

중국에서는 차와 두충을 함께 음용하여 고혈압에 건강차로 응용하고 있다. 말린 두충잎과 녹차를 함께 적당량 우려서 복용하면 고혈압 관리에 좋은 차가 될 수 있다.

다른 방법으로 두충껍질을 써도 좋다. 두충껍질을 구해서 연한 소금물에 담갔다가 말린 후 프라이팬에서 볶는다. 그리고 두충을 한 시간 정도 달여서 그 물에 녹차를 우려 마시면 두충의 더 좋은 효과를 기대할 수 있다.

또한 두충과 차를 혼합한 차를 하지 무력이 있는 분들께 꼭 권하고 싶다. 하지 무력의 원인으로는 하지 관절의 이상이나 디스크, 척추관 협착증 등 퇴행성 척추 질환에 의한 척추 손상 등이 있고 노인성으로 혹은 병후에 기력 저하로 다리가 약해진 경우도 많다.

그런 모든 경우에 두충과 차를 혼합해 꾸준히 음용하면 분명 좋은 효과를 볼 수 있다.

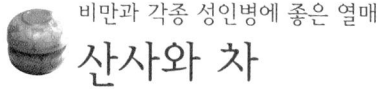
비만과 각종 성인병에 좋은 열매
산사와 차

한국무역전시장에서 열린 차 행사에 녹차와 약재를 섞어 만든 혼합 음료를 전시하는 코너가 있었다. 거기서 뜻밖에도 필자가 생각해 왔던 산사山査를 이용한 비만 예방 차를 선보이고 있어 무척 반가웠다.

산사나무는 장미과 식물로 낙엽교목 또는 큰 관목이다. 꽃이 필 때 우산살 펴지듯 하얀 꽃이 뭉게구름처럼 피어 밤에도 눈에 잘 띄기에 야광나무라고 하기도 한다.

산사는 우리나라와 중국 북부, 사할린, 시베리아Siberia 등에 분포하는 북방계 식물이며 유럽과 북미 등 서양에도 유사종이 많아 전 세계적으로는 100여 종이 된다고 한다. 서양 종은 꽃에 붉은빛이 도는 것에서 차이가 난다. 그 열매는 산사 혹은 아가위라고 한다. 가을에 결실하여 이른 겨울까지 매달려 있는 검붉은 열매다. 꽃이 모여 피다 보니 자연히 열매도 여러 개가 모여 송이를 이룬다. 또 열매를 씹어 보면 사과처럼 새콤달콤한 맛이 난다.

산사는 새들이 좋아하는 먹이 중 하나다. 산사를 정원수로 심는다

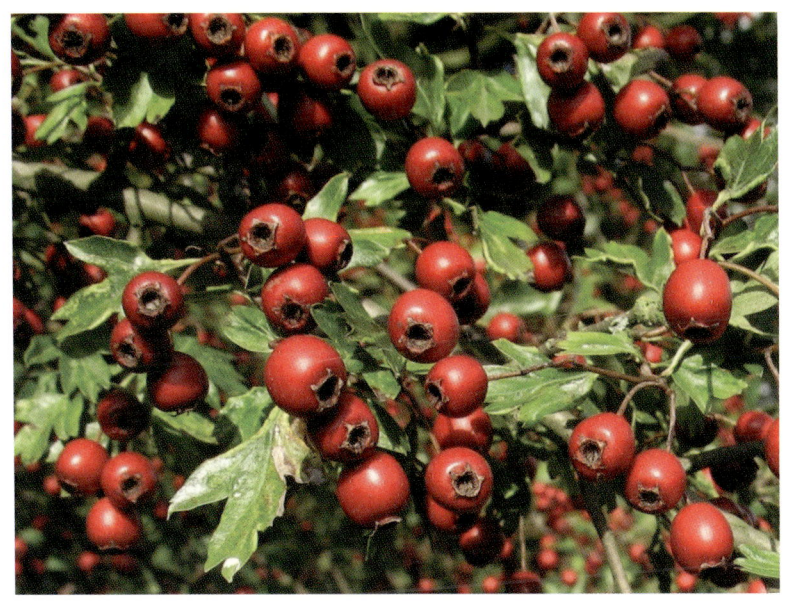

면 꽃피는 봄과 여름에는 벌과 나비들이 찾아오고, 산사가 익어가는 가을에는 새들이 찾아와 생명력 가득한 정원을 가꿀 수 있다.

한의학에서는 열매인 산사를 약재로 쓴다. 가을에 붉게 익은 과일을 채취하는데 '그 맛은 시고 달며 성질은 약간 따뜻하다'고 한다.

산사의 효능에 대해 『본초강목』에서는 "소화를 촉진하고 육식으로 인한 적체나 더부룩함 등을 다스리며 비만과 위산 과다에 사용한다. 체내에 불순한 혈액이 흐를 때나 그로 인한 통증에 효과가 있다"고 했다.

『본초경소本草經疏』란 책에서는 "산사는 소화기에 작용하여 식적을 낫게 하고 정체된 어혈을 푼다. 때문에 설사가 나거나 산모의 복부가 아직 가라앉지 않고 통증이 있는 경우에 쓴다"고 했다. 민간요법으로 산후 산모의 부종을 없앤다 하여 호박 등을 달여 복용시키는 것이 유행처럼 퍼져 있는데 산사를 함께하면 효능은 더욱 좋아진다.

소화제로서 산사는 고기 먹고 발생한 소화 장애에 주로 쓰는데 삼선차三仙茶라 하여 산사, 신곡, 맥아를 같은 양으로 달인 것을 만성 소화 장애를 풀거나 무거운 몸을 가볍게 하는 데 예부터 많이 활용하고 있다.

산사의 효능과 관련한 동물 실험의 결과를 보면 토끼에게 산사 엑기스를 투입한 후 혈압 강하의 효과가 두드러지게 나타났고 자궁 수축 작용이 일어났다.

임상에서도 산사의 꽃과 잎으로 만든 생약을 투여했더니 고혈압 환자의 혈압 강하에 유의성 있는 효과가 나타났다. 산사를 6주 동안 하루 30g 정도 꾸준히 달여 복용한 결과, 혈청 콜레스테롤의 수치가 현저히 하강되었다고도 한다. 대체로 산사에 함유된 트리테르펜 사포닌triterpene saponin이 콜레스테롤 수치나 혈압의 하강에 도움을 주는 것으로 알려지고 있다.

서양에서는 산사나무를 호손hawthorn이라 부르는데 이는 '벼락을 막는다'는 뜻이다. 산사나무는 천둥 칠 때 생겨난 나무라서 벼락을 막아줄 것이라고 하여 울타리로 많이 심는다. 아기가 잠자는 요람 옆에 산사나무 가지를 놓아두면 마귀가 아기를 해치지 못한다고도 한다.

산사나무를 영어로는 'may'라고 한다. 영국의 청교도들이 자신들의 종교적 자유를 위하여 신대륙으로 먼 항해길을 떠날 때 함께했던 배가 메이플라워mayflower호이다. 바로 산사 꽃을 의미한다. 이런 이름을 붙인 이유는 생명을 걸고 미지의 세계를 향한 그들의 장도를 산사가 안전하게 지켜주리란 믿음이 있었기 때문이다.

그리스·로마 시대 때 결혼하는 신부가 쓰는 관을 산사나무의 작은 가지로 장식했다고 하며, 신랑·신부는 산사나무 가지를 든 들러리를 따라 입장하고, 이 나무의 횃불 사이로 퇴장하는 관습이 있었다. 이렇게 서양에서 산사는 벽사의 상징으로 여겨지는 나무이다.

산사는 녹차에 가미하는 혼합차로 효용성이 아주 좋다. 비만 관리는 물론 고콜레스테롤혈증이나 고지혈증, 고혈압의 경우에 서로 약효를 도와주어 더욱 증진된 효과를 볼 수 있다. 또한 산모의 기호 음료로 권할 만하다. 잘 익은 산사를 말려서 가루 내어 차와 함께 넣어 우리면 된다. 신맛이 차의 풍미는 조금 저해하지만 색다른 느낌을 낼 수 있다.

실제로 필자는 임상에서도 산사, 목향, 녹차, 생강 등을 설사, 식중독, 소화 장애 등의 병증에 응용하고 국화, 녹차, 산사, 익모초 등으로 고콜레스테롤혈증이나 고지혈증을 관리하는 데 활용하고 있다.

경복궁에도 궁궐의 정원수로 잘 가꿔진 산사나무가 있다. 산사나무를 보지 못한 이라면 한 번쯤 새로 단장된 경복궁 나들이를 할 때 그 멋진 자태를 꼭 확인했으면 한다.

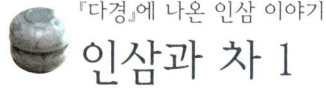

『다경』에 나온 인삼 이야기
인삼과 차 1

한국의 이미지를 대표하는 것이라면 김치, 판소리, 또는 반도체 등을 들 수 있을 것 같다. 하지만 그런 것들이 세상에 알려지기 한참 전부터 인삼은 우리의 세계적인 명물이었다. 그래서 이름도 예전 고려의 이름을 붙여 고려인삼Korean ginseng이라 하고 있다.

그런데 차인들이 공부가 깊어지면서 접하게 되는 『다경』에는 우리의 자부심에 반하는 구절이 나온다. 『다경』 「일지원一之源」의 끝 부분에 차에 여타 잎사귀가 섞여서 나타나는 폐해를 설명하는 대목에서 인삼의 예도 그렇다면서 "인삼의 상품은 상당上黨에서 나는 것이고 중품은 백제와 신라에서 나고 하품은 고려(고구려)에서 난다"고 했기 때문이다. 중국의 상당 지방에서 나는 인삼이 우리의 인삼보다 낫다는 얘기인데 실제로 그러한지 여러 본초서를 통해서 『다경』의 구절을 살펴보자.

먼저 『다경』보다 한참 전에 나온 양나라 도홍경의 『명의별록名醫別錄』에 인삼과 관련한 구절이 나온다.

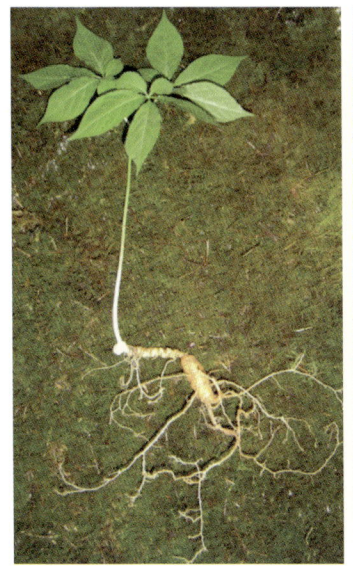
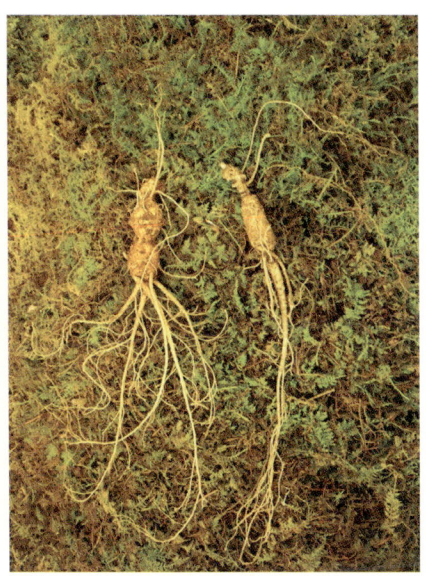

인삼은 형체가 길고 황색으로 방풍처럼 생기고 늑늑하고 충실하며 단 것은 보통 먹지만 약으로는 쓰지 않는다. 제일 좋은 것은 백제의 것인데 가늘고 단단하고 희며 기미는 상당 것보다 못하다. 다음으로 고려삼이 좋은데 모양새가 크고 푸석푸석하며 연하여 백제 것만 못하며 쓰는 데도 상당 것에 못 미친다.

이 내용은 마치 『다경』의 저자인 육우가 인용하지 않았나 싶을 정도로 『다경』의 내용과 흡사하며 우리삼이 좋긴 하지만 상당삼만은 하지 못하다는 뜻으로 이해할 수 있다.

그런데 세월이 지나 명나라의 유명한 『본초강목』에는 이런 구절이 나온다.

몸에 이로운 혼합 약차 165

도홍경이 상당 지방에서 나는 것은 황색이고 방풍과 닮았다는 것으로 보아 그것은 노주潞洲(지금의 산서성 부근)에서 나는 당삼黨蔘일 것이다.

『본초강목』의 저술 시대에는 예전의 상당인삼이 지금의 당삼일 수도 있다는 가정과 함께 인삼과 당삼을 다른 약으로 구분하여 이해하고 있는 것이다.

이에 대해 더 후대인 청나라 때 나온 『본초정의本草正義』에는 자세한 설명이 있다.

옛적에 인삼이라 불렸으나 지금은 요동遼東삼, 고려삼, 당삼으로 나뉘어 그 모양, 색깔, 성질, 효능이 같지 않다. 『신농본초경』에서 얘기하는 것은 요동삼을 가리키는 것 같다. 『명의별록』에서 얘기하는 것은 고려삼을 가리키는 것 같다. 지금의 당삼을 가리킨다는 설도 있는데 실제로 당삼에는 이러한 힘이 없다. 또 상당 지방에서 나는 인삼이 고대에는 요동삼과 구별이 없었는데 그것이 지금 노당삼潞黨蔘이라 불리는 것일 수 있다. 그렇지 않다면 다른 종류이다. 고금의 기후가 몹시 다르므로 예전에는 요동삼과 같았는데 지금은 변하여 노당삼으로 되었을 수도 있다.

이렇듯 과거에 유명했던 상당삼이 지금의 당삼이거나 혹은 과거에 요동삼이 상당삼으로 불렸을 가능성을 언급하고 있다. 중요한 점은 당삼의 약효는 다른 인삼에 못 미침을 설명하고 있다는 것이다. 또한 여기서 얘기하는 고려삼은 『다경』에서 얘기하는 고구려삼이 아니고 우리나라에서 나는 인삼의 통칭으로 보는 것이 타당하다.

그렇다면 상당삼은 청나라 때의 당삼이거나 혹 과거의 요동삼일 수 있다는 것인데 당삼은 약효가 부족하므로 접어두고 요동삼과 고려삼의 차이는 어떠한지 살펴보자.

요동삼과 고려삼에 대해서는 역시 『본초정의』에서 자세히 설명하고 있다.

> 요동삼이나 고려삼은 그 힘이 모두 강한데 하나는 맛이 달고 성질이 청淸하지만 하나는 맛이 달고 온溫한 성질을 겸하여 약효가 자연히 다르다. 당삼은 소화기를 보양하고 부드럽게 하는 약물로서 약의 힘이 앞의 두 가지보다 퍽 미약하다. … 『신농본초경』의 주치를 보면 음액陰液을 자양하고 진액을 생성하며 혈을 보충하는 기능이 있다고 했으나 기를 보하고補氣 양기를 북돋아주는回陽 약이 아니다. 이는 요동삼의 효능이지만 고려삼의 온성을 겸한 것과는 비할 바가 아니다. … 요동삼을 양의 약陽藥으로 양기를 보補陽한다고 생각하면 틀린 것이다. 아울러 보기補氣하고 원기를 만회한다는 것도 틀린 것이다. 고려삼은 기미가 두텁고 진하며 색이 붉고 중탁하며 따뜻한 기운을 발생시키는 성질이 있어 소화기나 생식기, 비뇨기가 허하며 냉하고 진양眞陽이 쇠약하고 중기中氣가 부진하는 등 음한陰寒으로 인한 병증에 효과가 매우 빨리 나타난다. 요동삼이 음기의 보충에 치우치고 기미

가 맑고 서늘한 것과 비교하면 성질이 판이하다. … 요동삼은 천성이 순수하고 바르며 강렬한 기상이 없으니 음과 진액을 자양하는 것이 특징이다. 고려삼은 강건의 풍모가 있어 따뜻하고 상승하는 약성이 발휘되어 양기를 떨치게 하고 음습한 기운을 이긴다.

이렇게 요동삼은 보음의 약으로 진액을 보하는 작용이 강하고 고려삼은 진액을 보하면서 양기를 북돋아주는 보양의 기운이 강하다고 구분하고 있다. 고려삼의 색이 붉다고 표현한 것은 아마도 중국에 수출한 고려삼은 대체로 홍삼의 상태로 가공했기 때문이라고 추측된다.

요동삼과 고려삼 중 어느 것이 더 좋다고 하는 것은 의미가 없다. 각자의 작용에 차이가 있고 고유의 효과가 중요하기 때문이다. 하지만 굳이 차별을 둔다면 진액을 보하면서도 양기의 고양에 도움이 되는 고려삼의 가치가 더 낫다고 할 수 있다. 또한 현재 세계적으로 통용되는 인삼은 『본초정의』에서 말하는 고려삼을 의미한다. 인삼을 복용하면 열을 발생시킨다거나 남성의 성 능력 감퇴 등에 대한 인삼의 효과와 관련한 서양학계의 보고 역시 과거의 고려삼이 지닌 효능을 조명하는 것으로 볼 수 있다.

결국 『다경』에서 언급한 상당인삼은 그 실체가 불분명하여 효능이 백제삼이나 신라삼보다 좋다는 것은 너무 막연한 얘기다. 만약 상당인삼이 『본초강목』 등에서 말한 당삼이라면 약효가 좋다는 언급은 더 이상 의미가 없다. 당삼의 약효가 인삼에 못 미친다는 것은 여러 본초서를 볼 때 자명하기 때문이다.

상당삼이 요동삼과 같은 존재일 수는 있지만 요동삼과 고려삼의 다른 약성으로 볼 때 상당삼이 다른 것에 비해 좋다고 할 수는 없다. 따라서 상당삼이 백제·신라·고려 인삼보다 좋다고 한 것은 합리적인 근거가 있다기보다는 식물 분류상 혼용이나 오류 내지는 약효에 대한 잘못된 인식에서 기인했을 가능성이 크다.

한편 필자는 고구려의 영토였던 요동의 인삼이 『다경』에서 언급한 고려삼이라고 생각해 본다. 당나라 시대에는 고구려에서 나는 인삼을 고려삼이라 했을 것이므로 고구려의 옛 영토인 요동에서 나는 인삼은 당연히 고려삼이다. 요동삼이란 용어는 이후 고구려의 흔적이 요동에서 사라지고 난 뒤 붙여졌을 가능성이 있다. 『다경』 시대의 상당인삼이 인삼이 아니든 혹 요동인삼의 혼용이든 결국 백제·신라·고려의 인삼이 최고였던 셈이다. 1,000년이 훨씬 지난 지금도 그 명성은 유지되고 있다. 명품은 이런 것이다.

우리나라 대표 약재
인삼과 차 2

2006년 독일 월드컵 당시, 한국과 스위스의 경기가 열린 하노버의 시내광장에는 김치와 인삼을 알리는 시식 행사가 있었다. 우리나라의 농수산물 유통공사가 한국을 알리는 행사로 기획한 것이다. 김치처럼 인삼도 세계 속에서 우리를 대표하는 건강 식품으로 자리했음을 알 수 있다.

인삼은 우리나라를 비롯하여 중국, 일본 등 동아시아 지역에서 2,000년 이상 약용 식물로 이용되었으며 생약 중 가장 귀한 약재로 취급되어 왔다. 우리 인삼을 뜻하는 '고려인삼'은 따로 학명을 지녔는데 1843년 러시아의 식물학자인 메이어C. A. Meyer가 명명했다. 고려인삼의 속명인 파낙스Panax는 그리스어의 'Pan(모든)'과 'Axos(치료한다)'의 복합어로서 '모든 병을 치료한다'는 의미를 갖고 있다.

우리나라에서는 약 1,000여 년 전부터 인삼을 재배했던 듯하나 기록에 따르면 조선 중엽까지만 해도 인삼의 고유한 약효가 약화될 것을 우려하여 국가에서 인공 재배를 엄격히 금지했다. 때문에 산삼의

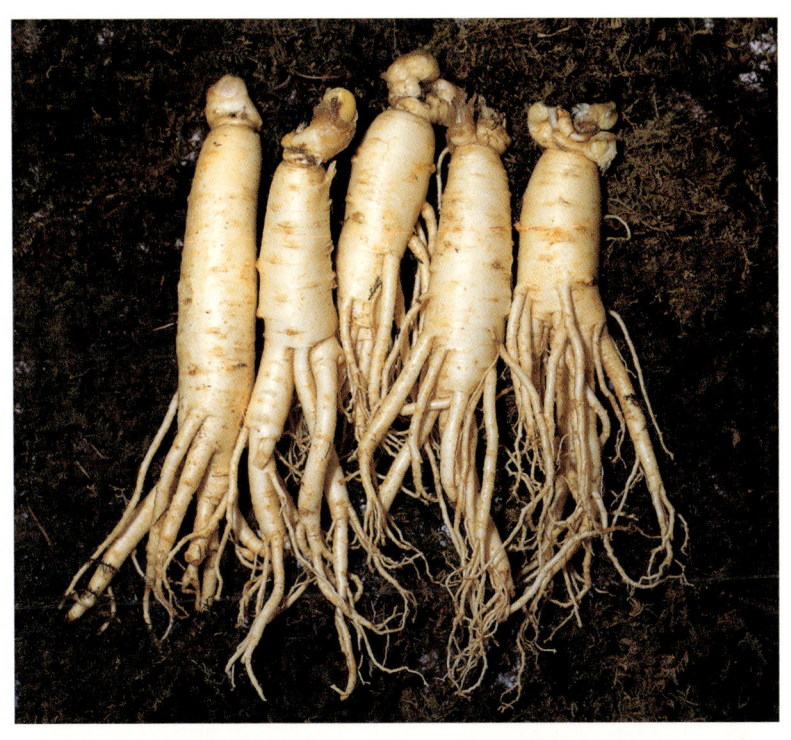
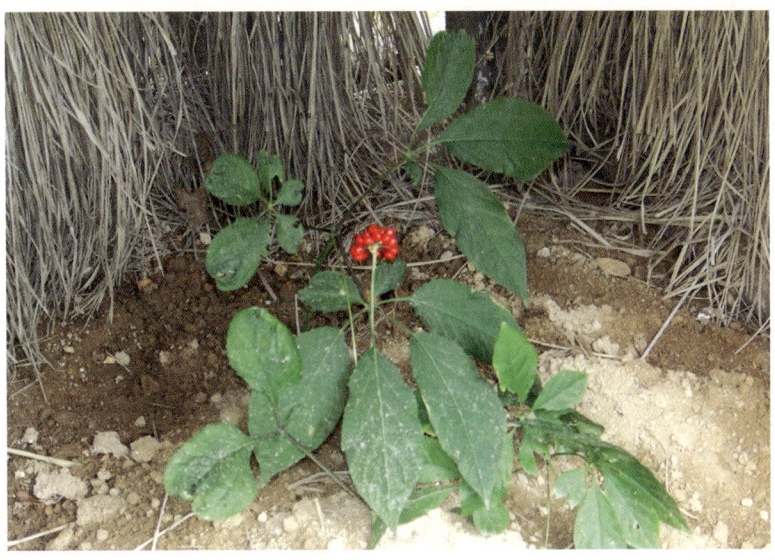

공납량 증가와 관리들의 가렴주구에서 기인한 삼폐가 극심하여 풍기 군수 주세붕의 건의로 1567년부터 제한적이나마 인삼 재배가 공인되었다. 1567년 이전에도 인공 재배로 기른 유명한 인삼이 있었는데 현재 전남 화순군 동복면 일대에서 재배된 동복삼이 대표적이다.

인삼은 식물학적으로 두릅나뭇과 Araliaceae에 속하는 다년생 초본이다. 키는 50~60cm이고, 짧고 두툼한 뿌리줄기 위쪽에서 줄기가 곧게 나온다. 아래쪽에서 두툼하지만 갈라지지 않는 원뿌리가 나오는데 원뿌리 끝, 즉 곁뿌리는 몇 갈래로 나누어져 있다. 싹이 나온 지 3년이 지나 연한 녹색의 꽃이 4~5월쯤 줄기 맨 위쪽에서 우산 모양으로 무리지어 핀다.

광동인삼이나 서양인삼, 아메리카인삼, 화기삼 등으로 불리는 미국인삼, 일본의 죽절인삼 등이 있으나 우리의 인삼과는 다르다. 인삼은 가을에 씨를 뿌려 약 6년이 지나야 수확하는데 보통 씨를 뿌린 후 4~5년이 지난 식물에서 7월 하순쯤 열매가 붉게 익었을 때 채취한다.

인삼의 효능은 한의학에서도 다양하게 활용하여 간단히 설명하기 어려운 면이 있으나 인삼칠효설人蔘七效說로 집약해서 말할 수 있다.

    보기구탈補氣救脫 – 원기를 보하고 허탈을 개선함
    익혈복맥益血復脈 – 혈액을 돕고 맥을 회복시킴
    양심안신養心安神 – 마음을 강하게 하고 정신을 편안히 함
    생진지갈生津止渴 – 진액을 생기게 하고 갈증을 멎게 함
    보폐정천補肺定喘 – 폐를 보하고 천식을 멎게 함

건비지사健脾止瀉 – 소화기를 튼튼하게 하고 설사를 멎게 함

탁독합창托毒合瘡 – 창독을 빨리 낫게 함

인삼의 유효 성분에 대한 과학적 연구는 1854년 미국의 개리큐스Garriques가 미국삼에서 일종의 사포닌 혼합물인 무정형 물질$C_{32}H_{56}O_{14}$을 분리한 후 파나퀼론panaquilon이라 명명하여 학계에 보고한 이래 꾸준히 진행되고 있다.

1900년대 초 일본 학자를 중심으로 한국과 일본의 재배삼으로부터 사포닌과 사포게닌sapogenin 성분의 분리 연구가 추진되어 1930년대에는 고려인삼으로부터 사포닌, 프로사포게닌prosapogenin, 파낙신panaxin 등이 분리되었다. 1957년 소련의 약리학자인 브레크만Brekhman이 인삼 사포닌 성분의 중추신경계 흥분 작용과 항 피로 효과를 보고하면서 인삼의 유효 성분이 사포닌 성분임을 밝혔다. 이를 계기로 1960년대 초부터 인삼 사포닌에 대한 연구가 확산되어 1962년 사포닌의 화학 구조가 밝혀졌다.

최근에는 사포닌 성분 이외의 비사포닌 분획물에서도 다양한 약리 활성이 있다는 사실이 점차 밝혀지고 있다. 천연물의 분리 정제 기술이 크게 발전함에 따라 사포닌 및 비사포닌 성분에 대한 약리 활성 연구는 급류를 타고 있다.

이러한 연구 결과로 인삼은 두뇌 기능 개선, 당뇨병 개선, 항암 효과, 혈압 및 동맥경화 개선 효과, 방사선 위해 방어 효과, 중금속 배출, 남성 성 기능 강화 등에 효과가 있는 것으로 알려지고 있다. 최근에

는 에이즈 치료에도 효과가 있다는 긍정적인 발표가 이어지고 있다.

하지만 이렇게 좋은 인삼도 주의해서 복용할 필요가 있다. 특히 요즘 시중에는 홍삼을 비롯한 인삼 제품이 범람하여 남용하는 경우가 많은데 장복으로 인한 부작용이 드물지 않게 나타나고 있다. 모든 약이 그렇지만 인삼도 언제나 안전한 약은 아니다.

제대로 만든 홍삼은 원래 인삼의 부작용을 덜어주는 좋은 약이긴 하지만 그래도 인삼은 인삼이다. 게다가 시중에 나온 홍삼이란 이름을 붙인 건강 식품의 대부분은 정통적인 방식으로 만든 홍삼이 아니다.

가끔 인삼을 복용하고 두통이 있거나 눈이 충혈되고 가슴이 답답한 경우에는 꼭 한의사의 조언을 구하는 것이 좋다.

우리가 마시는 차는 이런 인삼의 부작용을 덜어주는 데 아주 좋은 음료이다. 인삼의 약성이 지나쳐 생기는 증상에 차로 중화시켜 복용하면 증상이 호전되는 효과는 물론, 장복에도 별 무리가 없기 때문이다.

실제로 중국 문헌에는 남성 성 기능 강화의 목적으로 인삼을 장복할 때 차와 함께 복용할 것을 권하고 있다.

요즘 차인들 중에는 말차의 거품을 풍부하게 즐길 목적으로 인삼 가루를 조금 첨가하여 점다點茶하는 경우를 보게 되는데 거품을 얻는 것 못지않게 서로의 부작용을 덜어주는 좋은 궁합이라 생각된다.

말차에 인삼을 섞었을 때 거품이 용이하게 발생되는 이유는 인삼의 사포닌이 도와주기 때문이다. 사포닌이 있는 재료는 계면 활성 효과를 갖기 때문에 거품이 쉽게 발생한다.

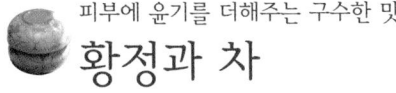

피부에 윤기를 더해주는 구수한 맛
황정과 차

야산이나 숲 가장자리에서 쉽게 볼 수 있는 둥굴레는 알고 보면 생각보다 매력 있는 약재이자 좋은 식품이다. 언제부턴가 가정에서 구수한 대용차의 대명사가 될 만큼 가까워진 둥굴레는 약명으로 '옥죽玉竹' 또는 '황정黃精'이라고 하며 계절이 춥고 건조해질수록 이로움이 많다.

백합과의 여러해살이풀인 둥굴레는 이름이 여러 가지다. 왕둥굴레, 맥도둥굴레, 산둥굴레, 층층둥굴레 등의 근연식물들을 모두 둥굴레라 부르고 있다. 6~7월에 녹색을 띤 연한 황색 꽃이 한두 개씩 잎겨드랑이에 달리며, 작은 꽃대는 밑 부분에서 서로 합쳐진다. 열매는 둥근 모양으로 9월에 익는다. 우리가 가정에서나 약재로 쓰는 둥굴레는 초봄이나 가을에 캔 둥굴레의 뿌리를 증기로 찐 다음 햇볕에 말려서 쓰는 것이다.

둥굴레의 주요 성분으로는 스테로이드steroid 배당체 일부분과 다당류, 아미노산, 니코틴산nicotinic acid 등을 들 수 있다. 이 성분들은 대체로 인체의 영양 상태를 개선하고 면역력을 증강시키며 혈관의 탄력을 유지하는 데 도움이 된다고 하며 민간에서 자양강장제로 널리 쓰이고 있다.

그래서일까? 둥굴레는 도교道教에서 신선이 되는 식품 대접을 받았다. 산속에서 도를 닦는 도인들이 '식사 대신 황정을 먹었다'는 기록이 흔하며 본초서에도 몸이 가벼워지고 늙는 것을 막아주는 약재로 분류하기도 한다.

임상적으로 둥굴레는 고혈압이나 심혈관 질환, 백혈구 감소증, 재생 불량성 빈혈 등의 질환에 효과가 있는 것으로 밝혀져 그 치료에 응용되고 있다. 또한 당뇨병에 대해서도 뚜렷한 예방과 치료 효과가 보고되고 있다.

『동의보감』에 따르면 "황정은 그 성질이 평平하고 맛은 달다. 소화기를 보하고 기를 도우며 오장五臟을 편안하게 하고 과로에 의한 증상을 개선하고 근골격계를 튼튼히 하며 심폐心肺를 부드럽게 한다"고 해서 소화기의 허약증이나 온몸이 나른하고 무기력한 증상을 완화시키는 데 활용하고 있다.

또 둥굴레는 폐 질환 이후에 따르는 허약증에도 효과가 있고 퇴행성 관절증이나 척추증에도 응용한다. 한의학에서 말하는 풍습風濕에 의한 통증인 관절염 치료에도 도움이 된다. 결국 몸의 진액을 보충해주는 좋은 약으로 광범위하게 활용되고 있다.

또한 『동의보감』에서는 "잎이 한 마디에서 돌려가며 나는 층층둥굴레만을 황정이라 하며 잎이 맞붙어 나지 않는 것은 '편정偏精'이라

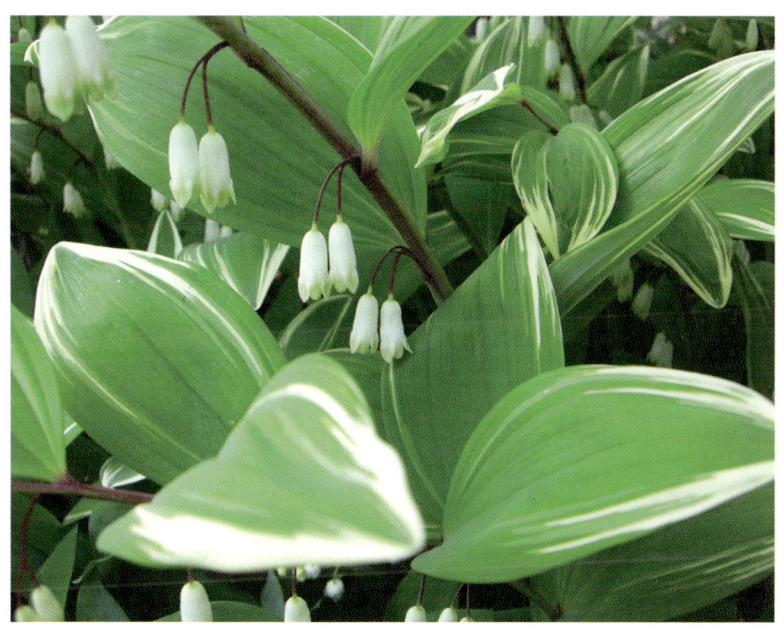

한다"고 하면서 "편정의 약효는 황정만 못하다"고 했다. 우리나라에서 황정은 평안도에만 있었고 평소 나라에 바쳤다는 기록도 있다.

실제로 북한에서는 1982년에 평양 승호 구역 내 만달산 지역에서 나는 층층둥굴레를 '만달산 황정'이라 하여 천연기념물로 지정해 놓고 있다. 『동의보감』에서 얘기하는 바로 그 질 좋은 황정이다.

층층둥굴레는 이렇게 다른 둥굴레와는 다르게 곧게 선 마디에 3~5개의 기다란 잎이 돌려가며 나는데, 남한 지역에도 군락지가 종종 발견되곤 한다.

최근에는 황정이 피부에 미치는 영향에 대한 연구가 상당히 활발해졌다. 대부분 거칠고 푸석한 피부에 윤기를 주기 위해 황정을 복용

몸에 이로운 혼합 약차 177

하거나 외용제 혹은 화장품으로서의 가치를 확인하는 연구인데, 응용하여 상품으로도 개발되고 있다. 특히 피부 미백 효과가 황정의 상품성을 높이고 있다고 한다. 예전 문헌에 나온, 노화 방지에 효과가 있다는 황정의 효능이 알고 보면 황정을 복용한 후 젊어지는 피부 때문인 것 같다.

차와 황정을 배합한 황정차는 약차로서 제법 많이 이용되고 있다. 녹차와 황정을 섞어보면 현미차와 비슷하게 편안한 맛이 난다. 약효를 생각하며 음미하면 구수한 맛이 현미녹차보다 더 고급스럽게 느껴지기도 한다.

차와 황정을 섞는 목적은 체내의 진액을 보충하는 데 있다. 진액이 부족하면 만성 기침이나 천식을 동반하고 피부도 거칠어진다. 장기적으로는 관절의 움직임도 부드럽지 못하게 된다.

황정을 잘게 부수어 녹차와 적당한 비율로 함께 우려 마시면 또 다른 풍미의 건강차가 된다. 구기자 달인 물에 황정과 녹차를 우려 마시는 '구기자황정차'는 좀 더 나은 효과를 기대할 수 있다. 구기자는 황정의 보익의 힘을 증가시켜 주는 약재이다.

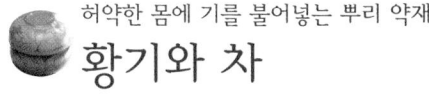

허약한 몸에 기를 불어넣는 뿌리 약재
황기와 차

　삼복더위에 지친 몸을 추스르기 위해 즐기는 음식으로는 삼계탕과 황기백숙이 대표적이다. 그런데 황기백숙은 바람이 살짝 서늘해지는 초가을에 먹어도 좋다. 황기는 식은땀을 거두는 작용을 해서 땀이 많이 날 때 음식이나 약으로 이용하지만, 너무 더울 때 먹으면 땀을 막아 오히려 체내 체온 조절에 좋지 않은 영향을 줄 수도 있기 때문이다.

　황기는 콩과의 여러해살이풀인 황기의 뿌리로서 '백본百本'이라고도 한다. 산지에서 주로 자라고 재배하기도 한다. 황기의 뿌리는 길이가 매우 길고 땅속 깊이 박혀 있을 뿐만 아니라 구멍이 뚫려 있어 속이 성글며, 잔가지가 거의 없어서 황기를 캐는 사람은 호미를 사용하지 않고, 그냥 힘을 주어 잡아서 뽑는 방식으로 캐낸다.

　이런 이유로 옛사람들은 황기가 깊은 곳에 처져 있는 기운을 끌어올리고, 그 성질이 쭉쭉 뻗어 나간다고 생각했다고 한다.

　우리나라에는 황기속Astragalus에 제주도에서 자라는 탐라황기, 꽃이 자주색인 자주황기, 백두산 지역의 고원에서 자라는 개황기 등을 비롯해 다섯 종이 자라고 있다.

중국은 물론 아프리카에서까지 한류 바람을 일으켰던 드라마 〈대장금〉에는 장금이 수랏간에 있을 때 잘못을 하여 약초를 기르는 '다재헌'으로 쫓겨나는 장면이 나온다. 여기서 장금은 기르기 어렵다는 황기를 재배하여 그 노력을 인정받아 다시 수랏간으로 돌아간다.

이렇게 황기를 기르기 어려운 이유는 황기가 물 빠짐이 좋고 부식질이 많은 산간 고랭지에서 잘 재배되는 식물이기 때문이다. 물 빠짐이 나쁜 점질 토양에서는 뿌리가 썩는 경우가 많아 잘 자라지 못하게 된다. 그래서 황기는 예로부터 강원도 홍천과 정선, 충청북도 제천 등의 산악 지방에서 주로 재배해 왔다. 지금도 우리나라의 황기 생산은 정선이 50% 이상을 차지하고 있으며 정선에서는 매년 황기 축제도 열리고 있다.

황기는 인삼과 함께 기를 보충하는 대표적인 약이며 인삼 다음으로 널리 쓰인다. 한의학에서 황기는 '맛은 달고 기가 강하여 전체적인 약성이 상승하는 기운이 있다'고 한다. 그래서 위 무력증, 자궁 하수, 탈항 등의 경우 및 의욕 상실증, 무기력, 식욕 부진, 안색 창백 등의 경우에 우리 몸을 보하는 데 다양하게 응용하고 있다.

또한 황기는 소아에게도 아주 좋은 약이다. '소아의 성약聖藥'이라 할 만큼 밥을 잘 먹지 않는 아이, 신경질을 많이 내는 아이, 집중력이 부족한 아이에게 황기를 이용한 처방이 주로 이루어지고 있다.

피부를 견고하게 하는 작용을 해서 피부과 치료에도 황기는 중요한 약재이다. 황기는 오래된 상처에서 창이 잘 낫지 않을 때, 수술 후

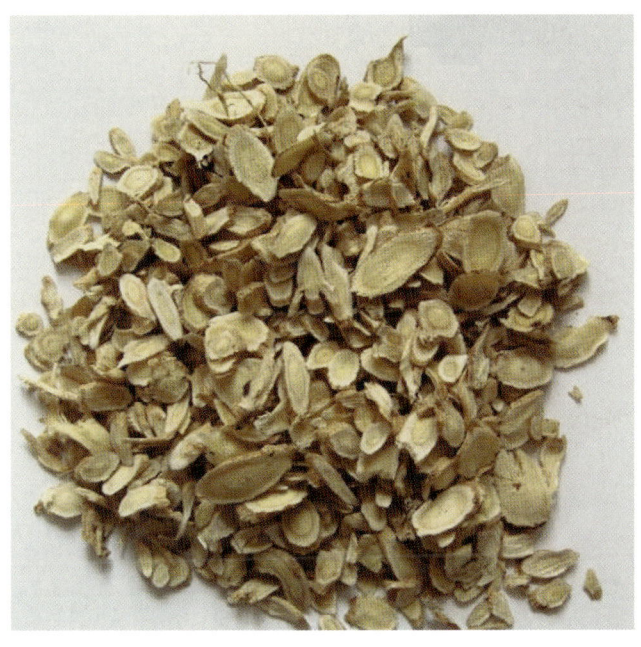

새 살을 돋게 할 때, 식은땀이 날 때, 땀샘을 건강하게 할 때도 사용하고 있다.

주의해야 할 점은 염증의 초기에 발적, 열감, 동통 등의 증상이 두드러지게 나타날 때는 황기를 사용해서는 안 된다는 점이다. 염증의 초기에는 증상을 악화시키는 경우가 간혹 나타날 수 있기 때문이다.

약리 작용을 나타내는 황기의 주요 성분으로는 아미노산으로 혈압 강하에 도움이 되는 GABA, 즉 감마-아미노부티르산 γ-Aminobutyric acid 이 있고 사포닌 화합물로서 강장 작용 효과가 있는 아스트라갈로사이드 astragaloside 성분이 있다. 최근 연구 결과에 따르면 항노화 작용이 뛰어나서 주름을 펴는 주사 제재, 피부에 바르는 약품에도 황기의 추출물이 이용되며 심장의 관상동맥경화증에도 관련 연구가 진행되고 있다.

　중국 당나라 선종에게는 황기와 관련한 이야기가 전해진다. 선종이 즉위한 초년에는 국가가 태평하여 백성들의 생활이 편하고 살기에 좋았다. 그런데 태후가 병이 들면서 선종의 근심은 깊어만 갔다. 병세가 심해진 태후는 기가 허하고 탈진해서 헛것을 보며 입을 다물고 땀을 비 오듯 쏟았다. 이때 어의의 처방으로 황기를 태후의 침실에서 달이게 했다. 결국 황기의 기운이 방 안에 퍼져 태후가 쾌차했다는 것이다. 이 일화를 통해 황기의 보기 효과에 대한 신뢰가 과거부터 적지 않았음을 알 수 있다.

　건강을 목적으로 황기에 차를 블렌딩하여 마시는 것은 인삼과 마찬가지로 좋은 배합이라 할 수 있다. 황기 20g 정도를 1ℓ의 물에 30분 정도 끓인 후 차를 우려 마시는데 필자 경험으로는 발효차를 이용하는 게 풍미가 더 좋은 것 같다. 녹차도 상관은 없다. 황기는 맛이 담담하여 차의 풍미를 심하게 해치지는 않는다.

　황기차를 평소 식은땀이 나거나 창백하고 몸이 허약한 경우, 또는 아이들이 식사를 잘 안하는 경우에 꾸준히 음용하면 좋다. 기운이 많이 허약한 경우에는 인삼과 혼용해도 된다.

미용에도 좋은 대표적인 보혈제
당귀와 차

요즘은 보기 힘들지만 천장에 약봉지를 매달아 놓고 두건 쓴 할아버지가 앉아 있는 전통적인 한약방을 떠올리면 특유의 한약 냄새가 느껴진다. 여러 한약재의 향이 섞여 있겠지만 그 향기의 70%는 당귀當歸가 차지한다. 그만큼 당귀는 한약을 대표할 만한 향이 가득한 약재이나.

당귀는 승검초라고 하며 산형과의 여러해살이풀로 식물 전체에 보랏빛이 돌며 두툼한 뿌리에서는 강한 냄새가 난다. 줄기는 곧게 자라서 1~1.5m까지 자란다. 잎은 한두 번 3갈래로 갈라진 겹잎으로, 하나하나의 잔잎은 다시 3~5갈래로 나누어져 있다. 꽃은 일반적으로 보라색이며 8~9월에 무리지어 핀다. 열매는 타원형으로 넓은 날개가 달려 있다.

당귀는 우리나라 곳곳의 산골짜기 냇가 주변에서 자라지만 최근에는 보호종으로 해야 한다는 말이 있을 만큼 흔하지는 않다.

그래서 약용으로는 대체로 재배된 것을 사용하고 있다. 당귀는 그

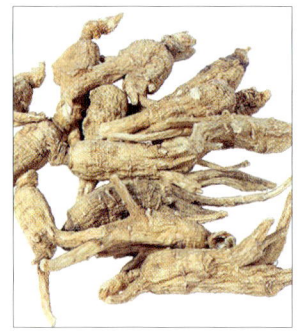
잎과 줄기를 이른 봄에는 나물로 먹기도 하며 꽃이 피기 전인 7~8월이나 가을에 서리가 내린 후부터 겨울에 눈이 내리기 전까지는 뿌리를 캐서 줄기와 잔뿌리를 잘라버리고 햇볕에 말려 약재로 쓴다.

당귀에는 기름당귀, 일당귀, 사당귀(바다나물) 등이 있기 때문에 구분하기 위해 당귀를 참당귀라고 하기도 한다. 일본에서는 일당귀를 당귀로, 중국에서는 안젤리카 시넨시스 Angelica sinensis를 당귀라고 부르고 있는데 이것들도 당귀와 약효가 비슷하다.

한편 우리나라에서 자생하는, 개당귀라 불리는 지리강활은 독초인데 그 생김새가 당귀와 흡사하여 매년 중독 사고가 끊이지 않고 있다. 개당귀로 인한 중독 사고를 예방하려면 당귀처럼 보여도 꺾어서 그 냄새를 맡아보는 것이 가장 빠른 방법이다. 참당귀의 향기는 달콤한 반면 개당귀는 역겨운 냄새를 풍긴다.

당귀라는 이름은 옛 풍습에서 그 유래가 전해지고 있다. 옛날 중국의 부인들은 남편이 싸움터에 나갈 때 당귀를 품속에 지니고 있게 하여 무사히 돌아오기를 기원했다고 한다. 또는 전쟁터에서 기력이 다하여 죽게 되었을 때 당귀를 달여 먹으면 다시 기운이 회복되어 돌아올 수 있다고 믿어서, '마땅히 돌아온다'는 뜻의 당귀라는 이름을 붙였다는 것이다.

우리나라에서는 암소의 젖꼭지가 푸르스름해져 송아지에게 젖을

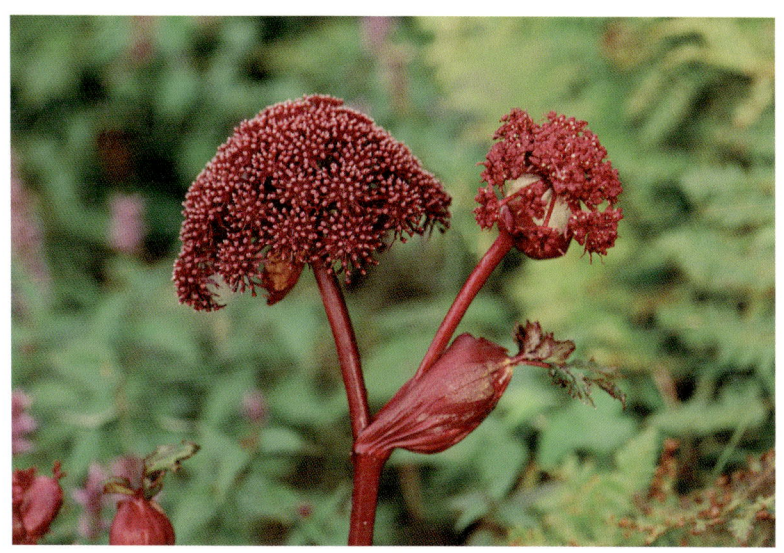

물리지 않아 걱정하던 차에 암소가 산에 올라가 스스로 승검초를 뜯어먹고 병이 나아, 병을 마땅히 고친다 하여 당귀라 한다는 강원도 촌로의 얘기를 들은 적이 있다.

한의학에서 당귀는 피를 보충하는 대표적인 보혈제로 부인과의 성약聖藥으로 중요하게 다뤄지고 있다. 여성들의 월경 불순이나 생리통 같은 생식기 질환은 물론 갱년기 증후군, 히스테리, 두통, 빈혈 등에 두루 사용하고 있다.

당귀는 자궁을 튼튼하게 하고 몸의 물질 대사 및 내분비 기능을 활발하게 할 뿐만 아니라 혈액 순환을 좋게 하므로 체질이 허약한 사람이나 임신이 잘 안 되는 사람, 심장이 약한 사람에게도 좋다.

당귀에 대해 『본초강목』에서는 "두통이 나거나 가슴과 배가 아플 때 사용한다. 소화관과 근골, 피부를 부드럽고 매끄럽게 하고 종기를 치료한다. 피를 조화롭게 하고 또 보충한다"고 하여 역시 피를 이롭게 하는 좋은 약임을 말하고 있다. 한의학적으로 두통, 소화관, 피부 등에 건조함이나 어혈 등의 문제가 있을 때 활용할 수 있다는 의미이다. 또한 당귀에는 기름 성분이 많아 대변을 부드럽게 하여 변비를 해소하는 데도 도움이 된다.

당귀는 차로 마시기에도 좋다. 10g 정도의 당귀를 한 시간 정도 달여서 하루에 나누어 마시면 피부의 건조함이나 어지러움 등 한의학적인 허혈虛血과 어혈의 여러 증상에 응용하여 효과를 볼 수 있다. 향을 중요하게 생각하는 경우라면 역시 당귀도 끓이기보다 잘게 해서 우려 마시는 것이 좋다. 이 경우 차를 덖듯이 당귀를 살짝 볶은 후 우리면 더 좋은 풍미를 느낄 수 있다.

또한 『동의보감』에서는 당귀를 주요 재료로 해서 만든 '자음지황환'을 차 달인 물로 복용할 것을 권하고 있다. 자음지황환은 기혈이 약해져 몸이 피곤할 때, 특히 눈빛이 탁하고 침침한 경우에 쓰는데 당귀 등을 이용해 혈을 보충하며 차를 이용해 몸을 맑게 하는 작용을 함께 의도한 것이다.

최근에 녹차로 유명한 모 대기업에서는 당귀 추출물을 화장품에 이용하기도 했으며 당귀를 이용한 '미인본차'라는 기능성 차를 시판했다. 당귀가 차와 만나면 건강에 이로운 것은 물론이고 덤으로 아름다움까지 생기나 보다. 차고 건조한 날씨에 푸석하고 메마른 피부가 걱정될 때 뜨거운 당귀차에 녹차를 우려 마시는 것은 지혜로운 미인의 모습이다.

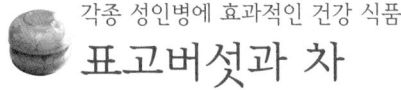
각종 성인병에 효과적인 건강 식품
표고버섯과 차

표고버섯은 과거에는 상상 외로 귀한 음식이었다. 진시황제나 로마의 네로황제도 즐겨 먹었다는 표고버섯은 일본에서는 너무 귀해 왕과 그 가족들만 먹었다고 한다.

서양에서는 표고버섯이 강정제로 알려져 있다. 로마 황제 카이사르는 자기 맘에 드는 여인이면 누구의 아내이든 개의치 않고 범했다고 한다. 평민이나 귀족의 아내는 물론, 결국은 이집트의 여왕 클레오파트라까지, 카이사르의 그 왕성한 힘이 표고버섯 덕분이라고 한다. 프랑스와의 악전고투 속에서 승리한 후 표고버섯은 카이사르에 의해 로마에 전해지게 된다.

버섯이라는 말은 고등식물의 꽃과 과실에 해당하는 균사의 덩어리를 지칭한다. 학문적으로 자실체라 하는데 한편으로 자실체를 만드는 균류를 총칭해서 버섯류라고 한다.

우리가 버섯이라고 부르는 것이 바로 자실체이다. 하지만 버섯이 자실체를 갖게 되는 시기는 길지 않고, 주로 솜털이나 털실 같은 균사체의 상태로 존재한다.

버섯은 나무에서 나는 '나무의 아들'을 뜻하지만 송이처럼 땅에서 나는 것도 으레 버섯이라고 부른다. 그중 표고버섯은 쓰러진 나무나 죽은 고목에서 나기 때문에 사물기생균류에 속한다. 또한 표고버섯처럼 목재를 영양원으로 하고 있는 버섯류를 '목재부후균'이라고 부르는데 표고버섯과 같은 종류에 속하는 것으로 잣버섯이 알려져 있다.

국내의 표고버섯은 주로 갓의 형태에 따라 화고(화동고), 동고, 향고, 향신으로 구분한다. 갓의 펴짐 정도가 거의 없고 육질이 두꺼우며, 갓의 모양이 거북 등처럼 갈라져 있고 그사이에 하얀 부분이 많은 것을 화고라고 부른다.

우리가 잘 아는 동고는 갓의 펴짐이 50% 이하인 것을 말한다. 반구형으로 갓의 끝 부분이 충분히 말려 있어야 하며, 육질이 두껍고 갓의 표면에 다소 균열이 있으면서 주름살은 별로 없다.

향고는 갓의 펴짐 정도가 50~60%로 겉모양이 반구형 또는 타원형이며 동고와 향신의 중간 정도인 것을 말한다. 향신은 갓의 펴짐 정도가 80% 이상인 것으로 육질이 얇다.

한의학에서는 표고버섯을 마고磨菰라 한다. 『동의보감』에서 "마고는 성질이 평하고 달며 독이 없다. 정신을 맑게 하고 구토와 설사를 멎게 하며 향기롭고 맛이 좋다"고 하여 품격 있는 식품으로 표현했다.

표고버섯은 현대 약리학적인 연구로 그 가치를 더욱 인정받고 있다. 표고버섯에서 만들어지고 추출된 수용성 다당류에는 여섯 종이 있는데 그중 렌티난lentinan은 항종양성을 나타내는 중요한 성분으로

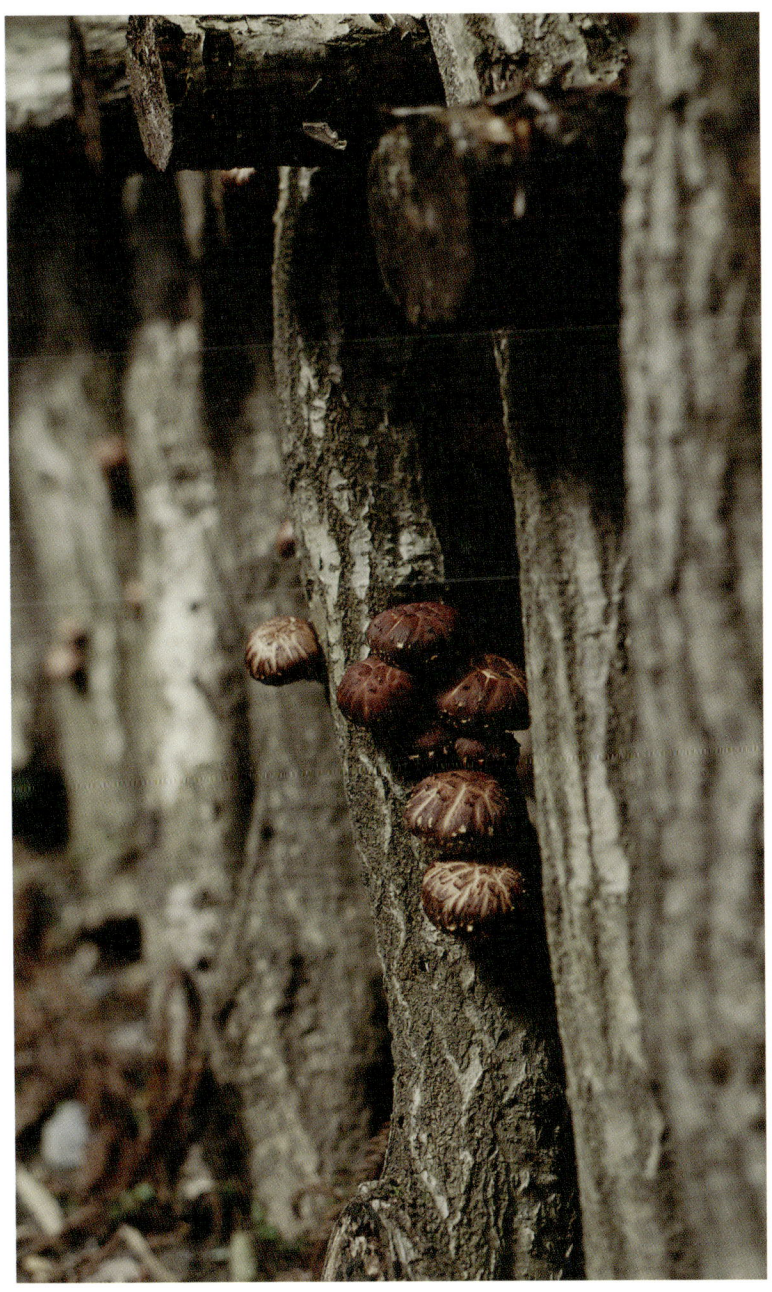

일본에서는 승인된 항암제로 이용되고 있다.

또한 표고버섯은 골다공증에 무척 좋은 식품이다. 표고버섯에 들어 있는 에르고스테롤ergosterol은 비타민D의 전구 물질인데 비타민D는 골다공증의 예방과 치료, 치아를 튼튼히 하는 데 도움을 준다.

그런데 비타민D는 햇볕에 말리는 과정에서 생기는 것이기 때문에 생표고에는 거의 들어 있지 않다. 물론 시중에는 말린 표고버섯을 많이 팔고 있지만 대체로 인공 조명으로 말린 것이 많다. 따라서 굳이 좋은 표고버섯을 먹고 싶다면 번거롭기는 해도 생표고버섯을 구해서 집에서 직접 햇볕에 말리는 것이 좋다. 시간은 오래 걸리지만 비타민D의 생성을 위해서는 꼭 필요한 과정이다.

표고버섯에 함유된 에리타데닌erithadenine에는 고혈압 억제 효과도 있다. 이외에도 비만과 동맥경화 치료, 당뇨병의 개선, 간 기능 강화에도 많은 연구 성과가 축적되어 있다.

표고버섯은 요리의 주 재료나 보조 재료로 많이 활용하여 주로 섭취하지만 차로 마시기에도 훌륭하다. 특히 차로 마실 경우, 요리에서 느낄 수 없는 향의 깊이가 느껴져 더욱 좋다. 말린 표고를 끓여 먹는 것도 좋지만 가루 내어 살짝 끓이거나 차 우리듯 잔잔한 분위기에서 다관을 이용하면 공간을 채우는 향의 깊이가 새롭게 느껴진다.

물론 차와 함께 혼합해서 마셔도 좋다. 표고를 달인 물에 차를 우리는 것이 일반적인 선택이겠지만 역시 가루를 우리는 것이 좋다. 금방 끓은 물에 녹차를 우리고, 다시 거기에 표고 가루를 넣어 걸러내면 마치 서로의 향이 경쟁하듯 뽐내는 것 같다. 맛도 나쁘지는 않지만 맛은 그 다음이다.

　귀한 것이 꼭 그만한 가치를 발하는 것은 아니지만 표고와 차는 서로가 귀한 만큼 둘이 어우러지면 그 품격을 더한다.

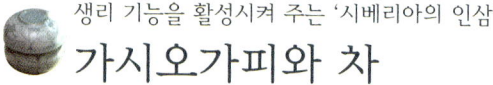

생리 기능을 활성시켜 주는 '시베리아의 인삼'
가시오가피와 차

'귤이 회수淮水를 건너면 탱자가 된다'는 말이 있듯이, 같은 식물이라도 산지가 다르면 모양이나 특성이 바뀌게 된다. 약초에 있어서도 이런 예는 흔히 볼 수 있다.

대표적으로 인삼은 세계 곳곳에서 나지만 중국이나 미국의 인삼에 비해 고려인삼의 가치를 더 높이 평가하고 있다. 우리 땅의 토양이나 환경이 인삼의 약효가 발휘될 수 있는 가장 적합한 곳이기 때문이다.

오가피도 인삼과 같은 두릅나뭇과의 식물로, 자라는 환경에 따라 약효의 차이가 많은 약재 중 하나이다. 그중에서도 가시오가피가 가장 좋다고 하는데 같은 가시오가피라 하더라도 세계적으로 북위 45도 이상의 고위도 지방에서 생산되는 약재를 상품으로 친다. 그래서 러시아 시베리아의 아무르Amur 강 유역과 중국 흑룡강성黑龍江省의 고위도 지방에서 자라는 가시오가피는 국가 보호 식물로 지정받고 있다.

1950년대, 구소련의 브레크만이라는 학자는 인삼의 사포닌에 대한 연구를 진행하던 중에 가시오가피의 사포닌 효능이 탁월함을 발견하

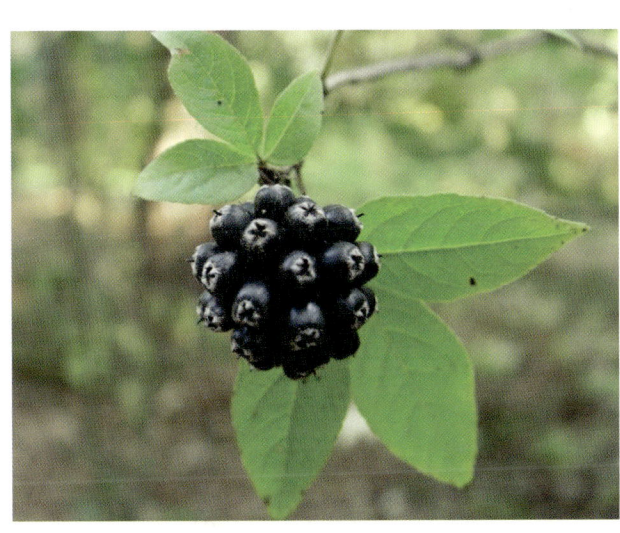
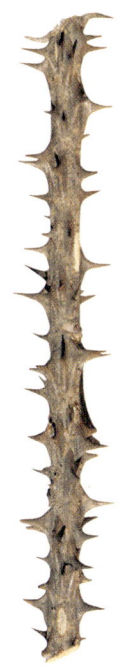

고 우주 비행사와 올림픽 운동선수 등에게 복용시켜 성과를 거둔 것으로 알려져 있다. 가시오가피는 그 효과가 인삼에 버금갈 정도라고 해서 '시베리아의 인삼Siberian ginseng'이라고도 한다.

이후 1976년에 브레크만은 프랑스에서 열린 국제학회에서 가시오가피 뿌리가 어떤 약재보다 효능이 탁월한 약용 식물이라는 연구 결과를 발표하여 가시오가피는 세계의 주목을 받게 된다.

그는 가시오가피가 생체 기관의 전반적인 기능을 활성화시켜 줄 뿐만 아니라 독성이 없으며 장기 복용하면 노화를 방지하고 수명을 연장해 준다고 했다. 이 밖에 항암, 항방사선, 동맥경화와 고혈압 예방, 정신 장애 해소, 백혈구 정상화 등의 효능이 입증되었다. 나아가 지구력과 집중력을 키워주고 뇌의 피로를 풀어주며 성 기능을 높여주고 질병을 예방하는 효과까지 기대된다고 밝혔다.

이렇게 가시오가피나 인삼 등 하나의 식물이 다양한 효과를 나타내는 현상을 설명하기 위해 브레크만은 아답토젠adaptogen설을 주창하게 된다. 광범위한 범위의 유해한 외부 인자에 대한 저항력을 증가시키는 작용을 설명하는 이론으로 SNIRa state of nonspecifically increased resistance이라 하기도 한다.

한의학에서도 오가피를 약재로 쓰지만 고서古書에서는 가시오가피와 오가피를 구분하지는 않았다. 오가피를 '맛은 맵고 성질은 따뜻한 약'으로 분류하고 거풍습祛風濕의 작용이 있다고 하여 척추나 관절의 통증을 다스리는 데 주로 활용하고 있다. 하지만 『본초강목』 등에 소아의 허약이나 남자의 성 기능 저하, 소화기 무력에 대한 효능을 설명하고 또 "한 줌의 오가피를 얻으니 마차의 금옥金玉보다 낫다"고 한 것으로 보아 과거에도 오가피나 가시오가피를 훌륭한 보약으로 인식했음을 알 수 있다.

가시오가피의 효능이 알려지면서 최근 본초학에서는 오가피와 가시오가피를 분리해서 설명하고 있다. 가시오가피를 자오가刺五加라 하여 인체의 생리 기능 활성이나 면역력 증강의 차원에서 접근해 많은 연구를 진행하고 있다. 근년에 경희대학교 동서신의학병원에서는 가시오가피의 성장 기능 활성 효과에 대한 연구를 발표하기도 했다.

한편 우리나라에도 가시오가피를 비롯한 15종의 오가피가 자생하고 있는데 가시오가피는 거의 사라져버렸다고 한다. 그래서인지 시중에 나오는 가시오가피의 많은 부분은 지리산오가피 등 가시가 듬성듬성 난 오가피를 가시오가피로 착각하여 유통하고 있는 실정이다. 가시오가피의 가시는 가지에 조밀하게 나는 것이 특징이다.

또한 우리나라에서 나는 가시오가피에 대한 약효 연구도 진행되고 있다. 1980년대 독일의 바그너Wagner 박사는 러시아, 중국, 한국의 가시오가피를 비교 분석한 결과, 가시오가피의 주요 성분이자 효능의 지표 성분인 엘레우테로사이드 이Eleutheroside E가 한국의 가시오가피에 가장 많이 함유되어 있음을 발표하기도 했다.

우리나라에서 재배한 가시오가피가 중국이나 러시아의 고위도에서 나는 가시오가피에 비해 품질이 뛰어나다는 반가운 내용이지만 이후 중국이나 러시아의 연구에서는 정반대되는 연구 성과가 나오기도 했다.

이런 결과를 볼 때 어떤 연구가 옳으냐를 논하기보다 우리나라 가시오가피 재배 환경의 입지를 연구하고 개선한다면 시베리아 가시오가피 못지않은 제품을 생산할 가능성이 있다는 것에 더 의미를 두어야 할 것이다.

가시오가피는 차와 함께 음용하기에도 좋은 재료가 될 수 있다. 가시오가피의 자극적이면서 떫은맛은 감미로운 차와 어우러지면 보다 부드러워진다.

또한 가시오가피를 장복하기에도 차와 함께 복용하는 것은 부작용 없이 효과를 기대할 수 있는 방법 중 하나이다. 인삼을 장복할 때 차를 함께 마시는 것을 권하듯이 서로의 치우친 성질을 조화시킬 수 있다.

하루 분량으로 가시오가피 뿌리나 가지 10~20g 정도를 30분 정도 끓인 물에 녹차를 우려 마시면 장기적으로 인체의 전반적인 기능 활성이나 관절 기능 강화에 도움이 될 수 있다.

최근에는 가시오가피를 분말로 제조한 상품이 나오기도 했다. 가시오가피 분말을 말차에 조금 첨가하면 사포닌 성분 덕에 풍부한 거품을 즐길 수 있고 차와 함께 다양한 블렌딩을 하기에도 좋다.

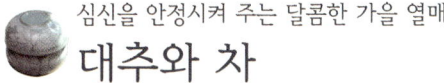
심신을 안정시켜 주는 달콤한 가을 열매
대추와 차

청포도가 익어가는 계절을 뒤로 하면 대추가 익어가는 계절이 온다. 우리나라의 큰 명절인 한가위와 또 다른 많은 명절과 혼례에서 대추는 빠지지 않는 열매이다. 대추나무는 전통적으로 복을 빌고 재앙을 쫓는 주술물로 사용되어 왔는데 오방목五方木 가운데 동쪽을 상징하는 나무로, 선조들은 동쪽에 떠오르는 붉은 해를 대추가 닮았다 하여 상서로운 나무로 여겼던 것 같다.

대추나무는 유럽과 아시아 동남부가 원산지이다. 우리나라에서는 주로 대추나무를 마을 근처에서 재배해 왔다. 나무에 가시가 있고 마디 위에 작은 가시가 다발로 난다.

재목이 단단하여 판목版木이나 떡메, 달구지 재료로 쓰인다. 보통의 대추나무는 물에 뜨는데, 벼락 맞은 대추나무는 물에 가라앉는 것이 특색이다. 이 벼락 맞은 대추나무로 도장을 새겨서 쓰면 행운이 온다는 믿음에 지금도 고급 인장의 재료로 사용되고 있다.

'대추나무 방망이'는 어려운 일을 잘 견뎌내는 모진 사람을, '대추씨 같은 사람'은 키는 작으나 성질이 야무지고 단단한 사람을 가리키기도 한다.

대추는 우리의 결혼식에서도 중요한 과일이다. 대추의 양쪽을 신랑 신부가 함께 물고 다복한 가정과 다산多産을 기원하는 우리의 혼인 풍습은 입맞춤으로 사랑을 약속하는 서양의 모습과 비교해 우리 정서의 단아함과 깊이를 느끼게 해준다.

또한 예로부터 전해 내려오는 우리의 농촌 속담에 '상수리가 많이 달리면 흉년이 되고 대추가 많이 달리면 풍년이 든다'라는 말이 있다. 대추는 이렇게 우리 생활에 두루 필요하고 도움이 되는 과일로 여겨져 왔다.

한의학에서도 대추는 매우 중요한 약재이다. '그 성질이 달고 따뜻하여 주로 소화기의 작용을 돕고 몸의 기운을 북돋우며 마음을 안정시키는 효과가 있다'고 한다. 대추의 가장 큰 특징이라 할 수 있는 단맛은 한약의 약성을 부드럽게 해주며 맛을 교정하는 작용을 한다. 한약에는 여러 종류의 생약이 들어가 위에 부담을 주는 경우가 있다. 대추는 바로 이러한 부작용을 막아주며 한약 특유의 쓴맛을 부드럽게 순화시켜 준다.

또한 대추는 자양강장 효과가 강하기 때문에 위장이나 간장 등 내장의 기능을 높여주는 기능이 있다.

대추에는 인체에 유익한 성분이 많이 들어 있다. 대추는 14가지의 아미노산과 6가지의 당류를 함유하고 있다. 뿐만 아니라 비타민 A·B2·C 등과 함께 칼슘·인·철분·마그네슘·칼륨 등 36가지의 무

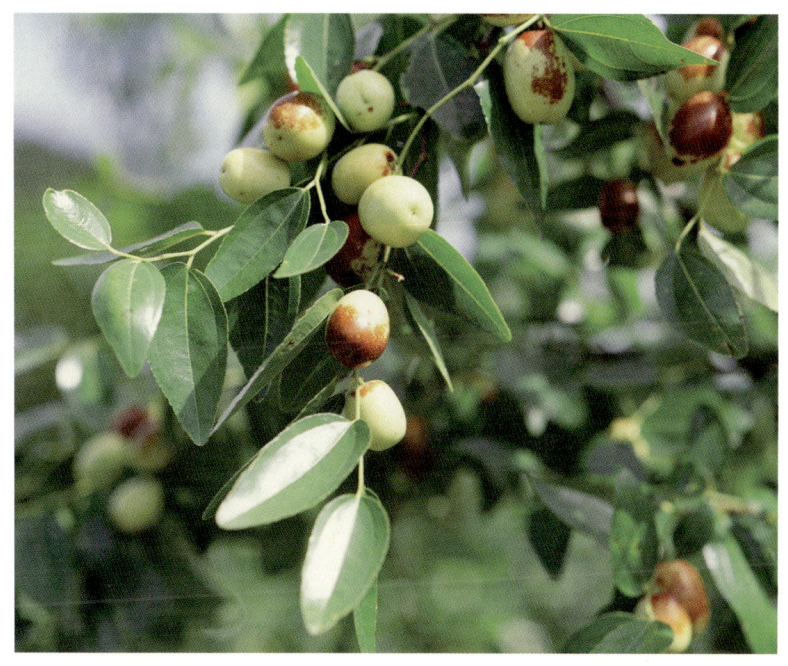

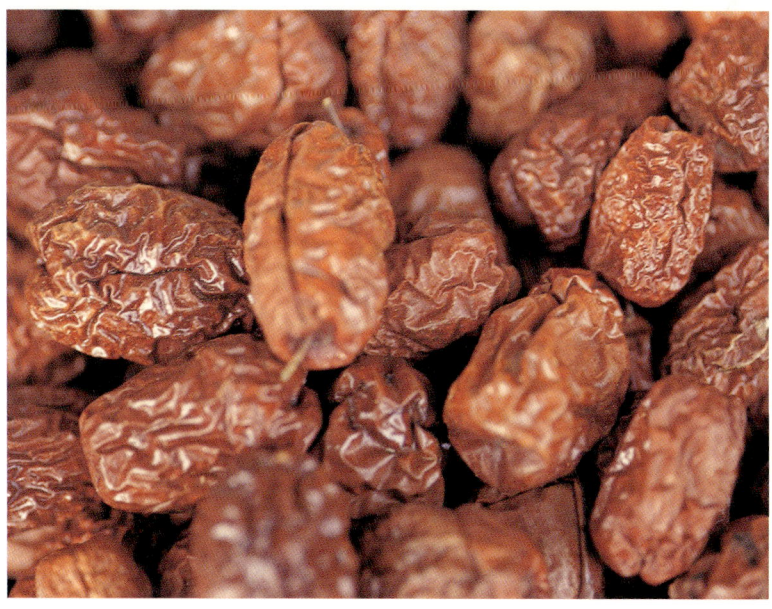

기질과 유기산이나 사과산 등 많은 물질을 함유하는 것으로 밝혀져 있다.

　약리학 연구에서도 대추는 강장 작용이 큰 것으로 밝혀졌다. 단백질의 신진대사를 촉진하는 성분이 있어 간장을 보호하면서 근육의 힘을 증강시키는 것으로 알려져 있다. 또한 진정과 최면, 항알레르기 작용을 하고 혈압을 내리게 하며 기침을 진정시키는 등의 작용을 보이고 있다.

　한편, 대추는 맑은 탕으로 혹은 걸쭉하게 쑤어서 단독으로 많이 음용하고 있지만 차와 어울려서도 좋은 혼합차가 될 수 있다.

　대표적으로 '조연차棗蓮茶'가 있는데 얼굴빛이 창백하고 가슴 두근거림이 있는 이들에게 아주 좋다. 하루 분량으로 대추와 연씨를 25g씩 담아서 한 시간 정도 엷게 끓인 물에 기호에 따라 차를 우려 마시면 된다. 일반적으로는 녹차를 권한다. 조연차는 입맛이 없는 경우 식욕을 돋우는 효과도 좋다. 예전에는 폐결핵 환자의 보양제로도 활용했다.

　손발 저림이 있거나 월경이 불규칙한 여성의 경우에는 생강에 차를 섞은 '강다탕薑茶湯'에 대추를 섞어서 음용하면 좋은 효과를 기대할 수 있다.

　또 대추는 기능성 다식으로도 활용할 수 있다. 평소 차나 커피를 마시면 가슴 두근거림이 있는 경우, 대추를 다식으로 이용하면 증상이 많이 나아진다.

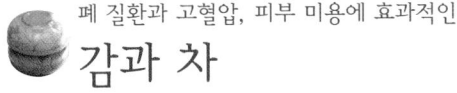

폐 질환과 고혈압, 피부 미용에 효과적인
감과 차

우리나라 가을에는 높고 푸른 하늘이 유난히 아름답다. 가을이 익어갈 즈음, 푸른 하늘빛과 나뭇가지에 달려서 발그레 익어가는 감의 조화는 가을 빛깔의 완성품이 아닐까 싶다. 서울 같은 대도시에서도 가끔 정원수로 꾸며진 감나무에 익은 감을 볼 때면 계절의 풍요로움이 느껴진다.

감은 동아시아 특유의 과수로서 한국·중국·일본이 원산지다. 중국 최고의 농업 기술서 『제민요술齊民要術』에 감나무 재배에 대한 기록이 있고, 우리나라에서도 일찍부터 재배한 과일로서 『향약구급방鄕藥救急方』에 경상도 고령에서 감을 재배했다는 기록이 있다.

동양에서는 감나무가 나무는 검고 잎은 푸르고 꽃은 노랗고 열매는 붉고 말린 곶감엔 흰 가루가 난다 하여, 오색을 모두 갖춘 영험한 나무로 인식해 왔다.

감의 주성분은 당질로서 15~16%를 차지하는데 포도당과 과당의 함유량이 많으며, 단감과 떫은 감에 따라 약간의 차이가 있다. 떫은맛은 디오스피린^(diospyrin)이라는 탄닌 성분 때문에 나는데 디오스피린은 수용성이기 때문에 쉽게 떫은맛을 나타낸다. 아세트알데히드^(acetaldehyde)가 탄닌 성분과 결합하여 불용성이 되면 떫은맛이 사라진다. 감에는 비타민A·B가 풍부하고 비타민C는 100g 중에 30~50mg이 함유되어 있다. 그 밖에 펙틴^(pectin), 카로티노이드^(carotinoid)가 함유되어 있다. 과일의 색은 껍질의 카로티노이드 색소에 의한 것인데, 짙은 주황색인 리코핀^(lycopin)의 함유량은 가을의 일조 조건과 관계가 있다.

『본초강목』을 살펴보면 "감의 성질은 차다. 맛은 달고 독이 없으며 심과 폐를 윤택하게 하여 갈증을 그치게 하고 폐결핵 같은 소모성 질환과 심장의 열을 치료하며, 위장을 열어서 술의 열독을 풀어주고, 입이 마른 증상을 치료하며 토혈도 치료한다"고 했다. 하지만 홍시를 술과 함께 먹지 말 것을 권하고 있고 게와 함께 먹는 것도 금하고 있다. 또한 감꼭지를 '시체柿蒂'라 하여 딸꾹질의 특효약으로 활용하고 있다.

민간에서도 단방약으로 감을 활용해 왔다. 곶감은 저장하기 좋고 맛도 좋을 뿐만 아니라 기침, 딸꾹질, 숙취, 각혈이나 하혈 같은 데에도 이용했다. 오래된 곶감을 보면 겉에 하얀 가루가 묻어 있다. 이것은 감이 말라가면서 과당이나 포도당이 표면에 하얀 결정체로 나타나는 것이다. 중국에서는 이것을 '시상柿霜(감 서리)'이라고 해서 붓으로 털어내어 고급 요리의 감미제로 사용하기도 하고 인체 안에서 정액을 늘리고 담을 없애준다고 해서 민간 약재로도 쓴다.

감에 대한 현대적 연구를 보면 동맥경화증 등에 식이성 섬유와 항

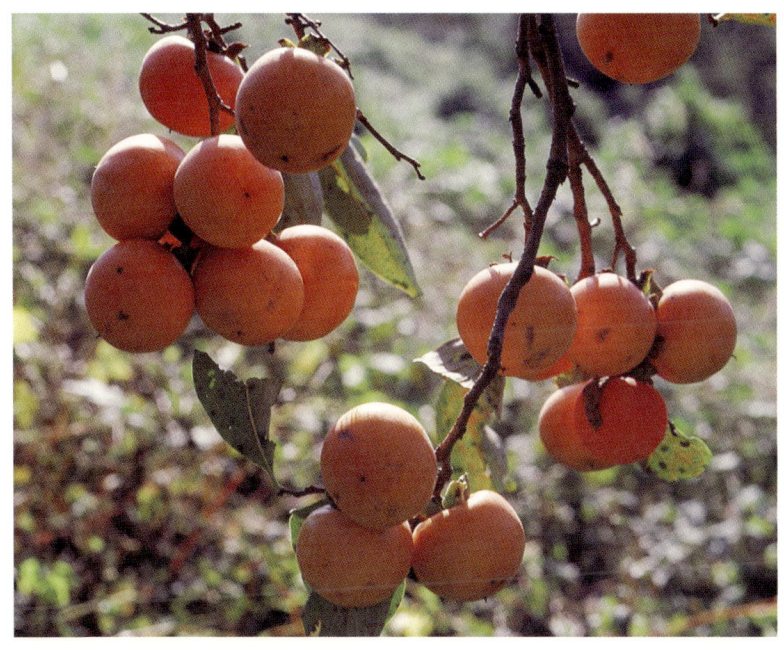
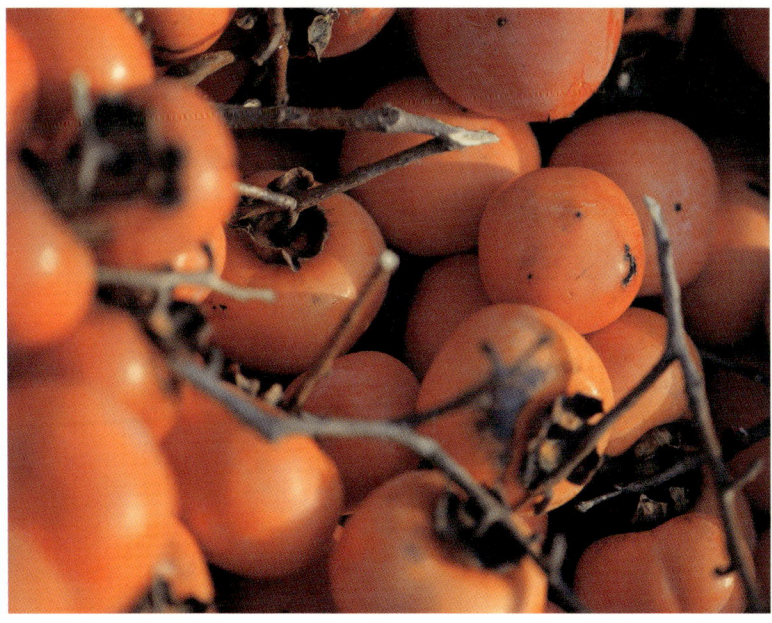

산화제의 보충 차원에서 감의 중요성을 강조하고 있다. 경산대학교 안봉전 교수의 1999년 연구에 따르면 "우리나라 감나무 잎에서 추출한 폴리페놀이 중풍이나 고혈압을 예방하고 여성들의 피부를 곱게 해주는 기능이 있다"고 했다. 감나무 잎의 탄닌, 즉 폴리페놀은 항암·항균 효과 등을 가진 항산화 물질로 녹차 등에 들어 있는 폴리페놀과 구조는 다르지만 고혈압을 치료하는 의약품과 피부 미백제로서 가치가 높다는 것이다.

'감을 이용한 차' 하면 감잎을 이용한 대용차인 감잎차를 흔히 떠올린다. 하지만 과일을 꿀 등에 절여두었다가 차에 첨가해 음용하는 과일차로서 감은 차와 잘 어울린다. 녹차에 사과를 섞어보면 사과향과 녹차향의 부조화가 느껴지지만 꿀에 절인 단감을 녹차에 섞으면 감의 무거운 향과 맛에서 생각보다 깊은 풍미를 느끼게 된다.

늘 단정한 모범생 같은 차 생활에서 가끔은 일탈이 필요하다. 가을 단감을 잘게 썰어 그대로 혹은 절인 후에 차에 섞어 마셔보는 것도 계절의 운치를 더하는 재미가 될 것이다.

관절 질환을 다스리는 정력 보충제
구기자와 차

〈칠갑산〉이라는 노래가 중년들 사이에서 한창 유행할 때, 칠갑산이 어느 고장에 있는지 궁금해하는 사람들이 많았다. 충남 청양이 구기자의 고장이자 칠갑산이 있는 곳이다. 우리나라 구기자의 약 80%가 청양에서 생산되고 있다.

구기자는 가지과에 속한 덩굴성 낙엽관목의 성숙한 열매를 말한다. 보통 여름에서 가을에 걸쳐 열매를 채취하여 말려서 사용한다. 기후와 토양에 대해서는 대체로 까다롭지 않지만 비옥하고 배수가 잘되는 사질 토양에서 더 잘 자란다.

한의학에서는 구기자의 효능에 대해 '정精을 보補하고 음기陰氣를 강화하고 양기陽氣를 북돋우며 신장을 좋게 하고 폐를 부드럽게 하며 간을 도와준다. 근육과 뼈를 강화시키고 풍습風濕으로 인한 관절 질환을 다스린다'고 했다.

구기자는 우리 몸의 활동적인 에너지인 양기와 물질적인 에너지로서 혈액 같은 음기를 함께 보補하는 작용이 있다. 정精이란 그런 에너지의 가장 근원적인 물질을 지칭한다. 따라서 일반적으로 허약하다고 말하는 상태에 구기자를 두루 쓸 수 있다.

요즘 남성들은 생존을 위한 과도한 정신적 스트레스로 인해 40세만 넘어도 성적 능력 감퇴가 두드러지는 게 현실이다. 구기자는 이런 정精의 허약으로 인한 중년의 성 능력 감퇴에도 도움이 된다. 옛말에 '집 떠나 천 리를 갈 때는 구기자를 먹지 말라' 했으니 가정을 떠나 외도하는 것을 경계한 말이다.

구기자는 현대인의 큰 걱정거리인 간 질환에도 도움을 주는 것으로 보고되고 있다. 지방간을 유발한 쥐 실험에서 구기자 추출액이 간세포의 지방 침착을 억제하며 간세포 증식을 촉진하는 작용을 하는 것이 밝혀졌다.

또 다른 실험에서도 구기자의 약리 작용의 주요 성분인 베타인betaine을 쥐에게 투여하여 혈액 내 콜레스테롤, 인지질, S-GPT 수치 등이 개선되는 좋은 방향으로 효과가 나타남이 보고되었다. 임상 보고에서도 지방간의 개선이나 급·만성 간염의 치료에 구기자와 다른 약재를 배합·처방하여 많은 효과를 보고 있다.

또한 구기자는 뼈와 관절의 보호에도 좋다. 한의학에서 인체의 뼈는 신장에 속하고 관절을 중심으로 한 연조직은 간에 속한다. 갱년기 이후 근골격계의 노화, 퇴행을 예방하는 데도 구기자가 도움이 된다.

구기자는 다른 명칭으로 선인장仙人杖, 지선地仙이라고도 한다. 불로장생을 꿈꾸는 도교의 신선 사상의 영향을 받아 한편으로 구기자를 신선이 되는 영약이라고 해서 붙여진 이름이다.

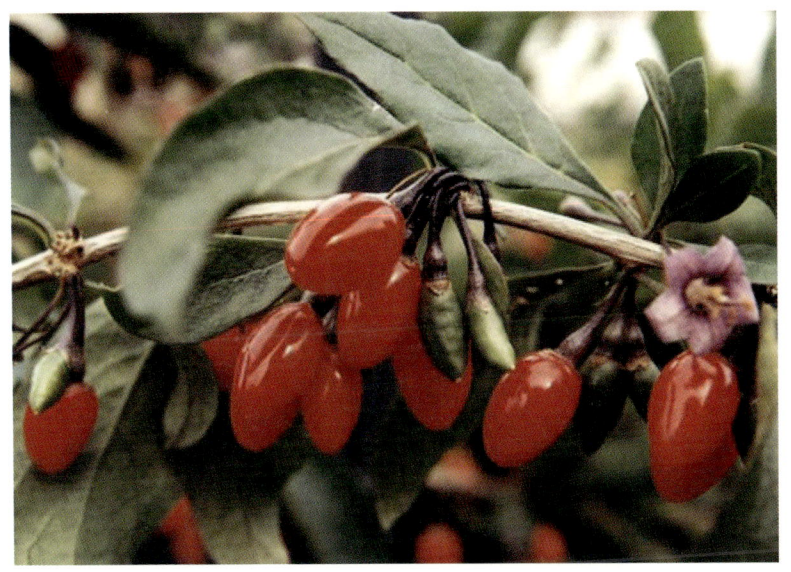

　구기자는 차와의 궁합도 괜찮은 편이다. 구기자를 달이거나 우린 물에 녹차를 함께 우리면 차의 풍미가 크게 훼손되지 않음을 알 수 있다.

　구기자와 차가 결합하여 얻을 수 있는 가장 큰 이점은 상호 단점의 보완이라고 할 수 있다. 차의 찬 성질과 기운을 내리는 작용을 구기자로 조금 억제하고 구기자를 장복할 경우에 나타나는 번열감이나 소화 장애를 차가 덜어줄 수 있기 때문이다.

　실제 임상에서도 남성 성 기능 부전증에 구기자와 인삼을 꾸준히 복용할 경우 차를 함께 넣어 먹을 것을 권하고 있다. 구기자와 인삼으로 양기만을 보충하여 나타날 수 있는 번열감이나 상기上氣증을 차로 제어하라는 의미이다.

땀이 많은 사람에게 구기자와 차를 함께 달여 복용하라는 것도 차의 기운으로 땀을 내리지만 구기자를 통한 정기의 보존도 소홀히 하지 않는다는 뜻으로 이해할 수 있다.

나이 들어 노환으로 눈이 침침한 경우에도 소금과 함께 구기자를 볶은 후 소금은 체에 쳐버리고 감국화와 차를 넣어 달여서 복용할 것을 권한다. 이 또한 차와 국화를 통해 눈을 밝게 하면서도 기운을 보충하기를 배려한 것이다.

차나무 자생지의 북방 한계선이 전북 익산의 웅포라고 한다. 하지만 최근에는 기후 변화로 익산보다 위도가 한참 높은 청양에도 차밭이 조성되어 있다. 봄에 철쭉과 벚꽃으로 유명한 칠갑산 여행을 하면서 구기자도 구하고 새로운 차밭도 둘러본다면 더 좋을 것 같다.

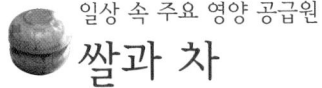
일상 속 주요 영양 공급원
쌀과 차

살아가면서 꼭 필요하지만 흔해서 그 고마움을 모르는 것들이 많다. 물과 공기가 그렇다. 음식 중에서도 끼니마다 쉽게 접해서 가치를 인정받지 못하는 게 있다. 바로 쌀이다. 쌀은 단순한 영양원으로서뿐만 아니라 우리가 건강을 지키는 데 대단히 유익한 곡식이며 약이기도 하다.

쌀은 밀·옥수수와 함께 세계 3대 곡물에 속한다. 벼속 식물에는 수십 가지 종이 있으나 재배종은 아시아 벼 *Oryza sativa* 와 아프리카 벼 *Oryza glaberrima* 의 2종이다. 이 중 90% 이상이 동남아시아에서 재배되고 있고 우리나라도 주요 벼 재배국이다.

벼의 원산지는 캄보디아나 인도 등으로 알려져 있으며 우리나라에서는 기원전 2000년 신석기 시대에 이미 벼를 재배한 흔적이 나타난다. 쌀은 삼국 시대 정립 이전에 주식으로 자리 잡은 것 같다.

흔히 '밥이 보약이다' '밥 힘으로 산다' 하는 말들은 대개 식사를 잘 챙기는 게 중요하다는 뜻으로 이해된다. 하지만 실제로 밥은 아주 좋은 보약이고 밥에서 나오는 힘은 어느 먹을거리보다 큰 효과가 있다. 철새가 쉬지도 않고 수천 km를 날게 하는 에너지원을 연구하던 중 쌀에서 옥타코사놀octacosanol을 발견하게 된다. 옥타코사놀은 밀이나 쌀 등의 배아에서 추출되는 포화 지방족 알코올의 일종이다. 동물 실험 결과, 옥타코사놀 섭취 이후 근력은 30%, 지구력은 26.4% 증가하는 것으로 밝혀졌다. 또 건장한 남성을 대상으로 한 임상 시험에서는 심폐 지구력과 운동 후 체력 회복 능력이 놀랄 만큼 향상되는 것이 증명되었다. 옥타코사놀은 배아가 있어야 하므로 백미가 아닌 현미에서 주로 섭취할 수 있다.

또한 쌀에는 GABA(감마-아미노부티르산)라는 물질이 있어서 혈액 내 중성 지방을 줄이고, 간 기능을 개선해서 고혈압 예방, 신경 안정, 뇌혈류 개선 및 성인병 예방 기능을 한다. 물론 GABA는 쌀뿐만 아니라 차와 다른 곡류에도 들어 있지만 쌀의 혈압 개선 효과가 가장 크다고 한다.

GABA도 쌀의 배아에 주로 있어 현미가 백미보다 다량 함유하고 있으며 물에 담가두면 쌀의 배아가 발아 준비에 들어가 GABA의 양이 크게 늘어나는 것으로 알려져 있다.

쌀은 단백질 공급원으로서도 중요한 역할을 한다. 하루에 필요한 단백질 양의 약 3분의 1이 쌀을 포함한 곡류에서 섭취된다. 쌀 단백질은 다른 곡류에 비해 함량은 적지만 필수 아미노산인 라이신lysine이 옥수수나 밀가루보다 두 배나 많으며 체내 이용률이 다른 곡류에 비해 높다. 이밖에도 쌀에는 엽산을 포함한 비타민B군은 물론 비타

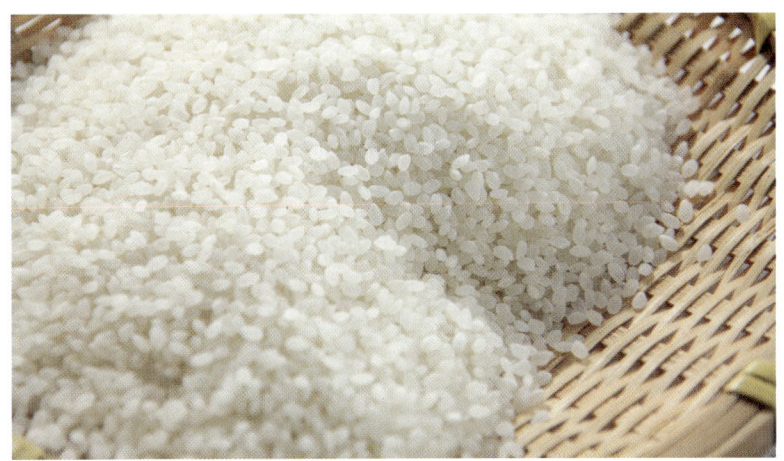

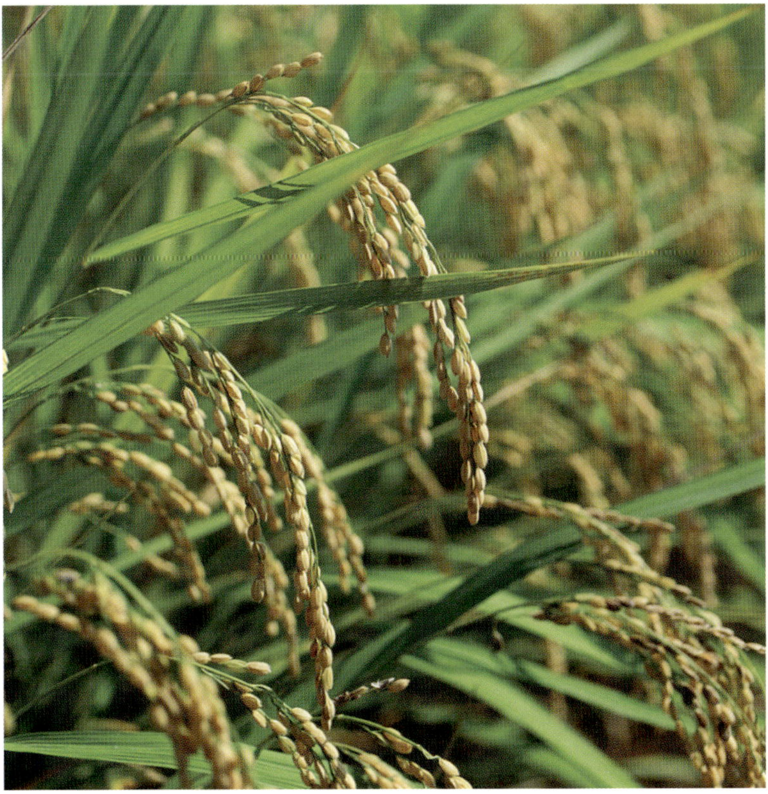

민E, 마그네슘 등이 풍부하다. 사회 문제로까지 발전한 비만의 경우, 요즘은 탄수화물을 주범으로 몰아 밥을 적게 먹는 다이어트법도 있는데 옳은 방법이 아니다. 밥을 먹지 않으면 다이어트의 효과보다 쌀에서 얻을 수 있는 이익을 잃는 손해가 더 크다. 실제로 쌀의 칼로리는 생각보다 높지 않다. 몸이 비만해지는 데 야채 중심의 식사를 하는 대신 육류나 가공 식품을 과잉 섭취하고 군것질을 하는 게 더 문제다.

『먹어야 살이 빠진다』의 저자인 일본의 스즈키 소노코鈴木 その子는 "하루 세 끼의 양을 똑같이 먹을 경우, 체내 포도당이 항상 일정하게 유지돼 살이 찌지 않는다"며 쌀밥을 훌륭한 다이어트 식품으로 추천했다. 쌀밥은 빵이나 국수와는 달리 식후 혈액 내 인슐린 수치를 서서히 증가시키기 때문에 혈당이 급격히 상승해 세포에 지방이 많이 저장되는 것을 예방해 준다.

한의학에서는 쌀을 약재로도 이용하고 있다.『동의보감』에서는 "갱미粳米는 성질은 평하고 맛은 달면서 쓰고 독이 없다. 소화기를 편하게 하고 가슴이 답답한 것을 낫게 하고 기를 보하며 속을 덥힌다"고 하여 쌀이 주식으로서의 기능을 가졌을 뿐 아니라 소화를 돕고 기운을 증가시키는 좋은 약재임을 말하고 있다. 또한 "묵은 쌀은 '진름미陳廩米'라 해서 맛이 시고 짜진다"고 했다. 그래서 수렴하는 작용이 강하여 "설사나 오장의 기운이 퍼져 있을 때 활용한다"고 했다.

차와 함께하는 쌀의 활용으로는 역사가 오래된 차죽이 있다. 쌀죽이나 미음은 한의학에서 원기 회복을 위한 보양약이나 장염 등 소화기 문제를 다스리는 좋은 약이었다. 차죽은 쌀죽의 효과와 함께 아침에 일어났을 때 몸이 붓거나, 많이 서 있거나 걸어서 다리가 붓는 경우에 도움이 된다. 심장의 기운이 떨어져 말단이 잘 붓는 심장성 부종에도 응용할 수 있다. 죽을 끓일 때 적당히 차를 섞어도 되고 차 우린 물에 죽을 쑤어도 된다.

'호랑이는 죽어서 가죽을 남기고 사람은 죽어서 이름을 남긴다'고 하지만 '사람은 제 이름이 세상에 알려짐을 두려워해야 한다'는 말도 있다. 앞에 드러나 유명세를 탄 사람들보다 사회에서 꼭 필요하지만 이름을 남기지 않는 쌀과 같은 이들이 더욱 중요하단 생각이 든다.

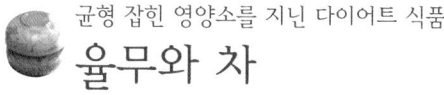

균형 잡힌 영양소를 지닌 다이어트 식품
율무와 차

율무는 예로부터 허약자나 병자를 위한 보양식으로 활용할 만큼 조화를 이룬 영양소로 구성되어 있다. 최근에는 살을 빼는 다이어트용 식품으로 더 유명하다.

율무는 훌륭한 영양원이면서도 비만을 완화시키는 이상적인 음식이라고 할 수 있다. 볏과의 1년생 식물인 율무는 키가 1~1.5m이며 꽃은 7월에 핀다. 그 씨앗을 식용 또는 약용으로 쓰며 의이인薏苡仁이라고 한다.

약 2,000년 전, 중국 동한 시대에 마원馬援이라는 장수가 있었는데 큰 싸움에서 많은 공을 세워 광무제光武帝의 신임을 얻었다. 마원이 남방 지역을 정벌했을 때 비록 황폐했지만 많이 자라고 있던 율무를 말라리아 등 풍토병에 좋은 약이라 하여 고향에 가져왔다.

사람들이 율무를 진주와 서각(코뿔소의 뿔)으로 착각하여 소문이 일었으며 귀한 물건을 가지고 왔으면서 황제에게 보고하지 않았다고 해서 마원은 누명을 쓰게 된다. 이후에 마원의 누명은 풀리게 되나

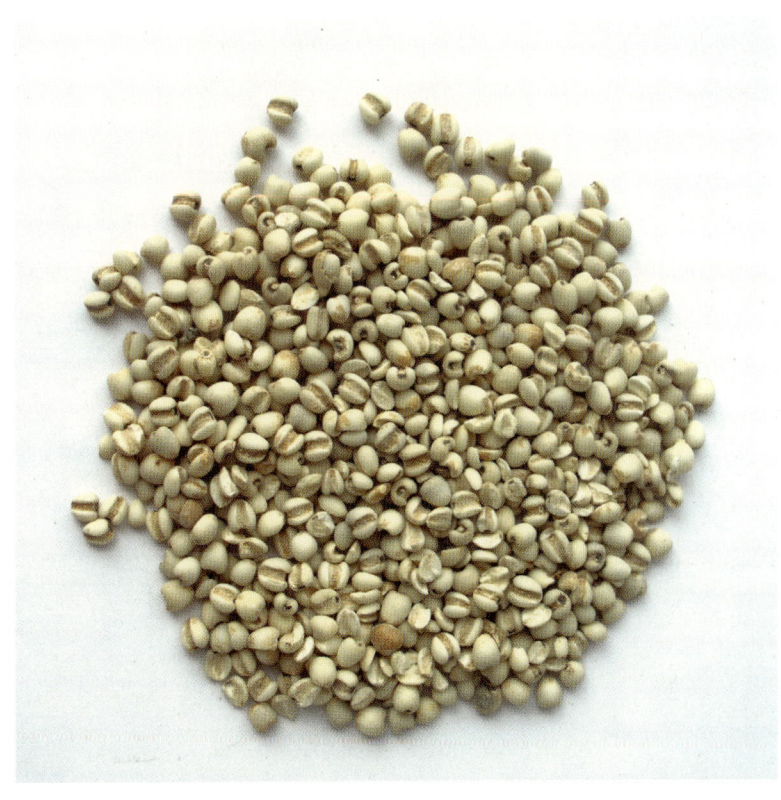

이처럼 억울하게 누명을 쓴 청백리와 같은 사람에게 '의이명주薏苡明珠'라는 고사가 전해지게 된다.

율무의 성분은 전분이 대부분이며 단백질, 칼슘, 인, 비타민 A와 B, 게르마늄 등을 함유하고 있다. 비타민E와 양질의 단백질이 많이 들어 있어 세포에 활력을 주고, 노폐물을 배출하는 기능이 강하다. 게르마늄 성분은 각종 바이러스를 억제하고 항암 작용을 돕는다고 한다.

최근에 이루어진 율무의 약리학적 효과에 대한 연구에 따르면 성분 중 코익솔coixol에 주목하여 경련 방지, 혈압 강하, 체온 하강, 장관 운동 억제, 진정, 진통, 해열 작용에 대한 보고가 되어 있다. 코익산$^{coixin\ acid}$ A·B·C와 율무 다당류는 혈당을 감소시킨다. 또한 율무의 알파-모노리놀레인$^{α-monolinolein}$도 종양 생성을 억제하는 효과가 있다고 알려져 있다.

곡류 중 현미, 수수, 기장, 조 등도 암 예방 효과를 지닌다고 보고되었지만, 쌀이나 보리, 밀, 율무를 이용한 실험에서 율무가 타 곡류에 비해 2~20배 정도 높은 항암 효과를 나타내기도 했다.

의이인은 한의학에서 '그 성질은 약간 차고 맛은 달며 담담^{淡淡}하다'고 한다. 『동의보감』에도 "율무는 성질이 약간 차고 맛이 달며 기침하는 것을 치료한다. 근육 경련을 완화시키며 습기를 없애고 몸을 가벼워지게 한다. 오랫동안 먹으면 음식을 잘 먹게 되며 성질이 완만하여 세게 내보내지는 못하므로 다른 약보다 양을 많이 써야 효과가 있다. 또한 다리가 연약해지고 구부리고 펴는 것이 원활하지 않으면서 붓는 증상을 치료한다"고 했다. 현대 한의학에서 이루어지는 율무 활용과 거의 일치한다. 율무는 부종과 관절의 운동성 개선에도 쓰고 비만 여부를 떠나 몸이 무거운 느낌이 들 때 좋은 약이다.

연구 결과에 따르면 율무에는 담낭이나 방광의 결석을 녹이는 효과까지 있다. 여성의 심각한 월경통을 완화시키는 진통 작용을 지니며, 고지혈증을 개선시킨다. 또한 피부를 부드럽게 하고 기미, 주근깨를 완화시켜 피부 미용에도 좋다고 한다.

하지만 무엇보다 율무는 칼로리가 낮고 이뇨 작용을 도와 다이어트를 원하는 여성에게 효과적이다. 실제로 한방 다이어트 약물의 대부분에서 율무는 주요 재료로 쓰이고 있다.

앞에서도 언급했지만 율무는 곡류로서 균형 잡힌 영양소 덕에 다이어트로 인한 부작용을 줄이는 데도 도움이 많이 된다. 최근에는 성조숙증의 예방에도 율무가 좋다고 한다.

특히 인스턴트 음식의 확산으로 문제가 있는 식생활 때문에 비만 아동이 늘어나고 여아들의 월경이 지속적으로 빨라지는 경향이 있는데, 이럴 때 율무는 도움이 될 수 있다. 하지만 평소에 변비가 심하거나 지나치게 소변을 자주 보는 경우에는 전문가와 상의해서 복용하는 것이 좋다.

가정에서 이용할 수 있는 율무 섭취 방법으로 율무밥이나 율무죽을 만들어 먹는 것도 좋다. 피부 미용을 위해서는 가루 낸 율무를 꿀이나 우유에 개어 팩으로 응용하면 기미나 노인성 검버섯 완화에 도움이 된다.

차와 함께 율무를 복용하는 방법도 추천할 만하다. 하루에 율무 가루 20g 정도를 녹차 우린 물에 풀어 마시면 율무만 단독으로 섭취할 때보다 더 나은 효과를 기대할 수 있고 새로운 풍미도 즐길 수 있다.

다이어트를 목적으로 차를 음용하는 경우에 율무차는 고른 영양 섭취와 체중 감량의 효과를 얻을 수 있어 일석이조다. 탁한 맛을 싫어한다면 현미녹차처럼 볶은 율무를 차와 함께 우려 마시는 것도 하나의 방법이 될 수 있다.

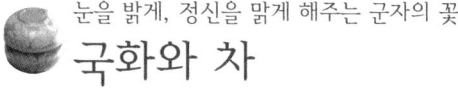

눈을 밝게, 정신을 맑게 해주는 군자의 꽃
국화와 차

국화는 '일찍 싹이 돋아나 늦게 꽃을 피우니 군자의 덕이 있음이요, 찬 서리 속에서 꽃을 피우니 고고한 기상이 있음이다'라는 말처럼 기품 있는 꽃을 대표해 왔다. 그 성정이 군자를 닮았다 해서 사군자 중 하나로 예로부터 시인 묵객들에게 친근한 벗이 되기도 했다.

또한 향을 즐기는 차의 일종으로 국화잎만을 단독으로 우려서 음용하기도 하고 혹은 차에 첨가해서 풍미를 새롭게 하는 좋은 재료로 써왔다. 그래서인지 늦가을이면 직접 산이나 들에서 국화를 채취하여 국화차를 만드는 사람들도 이제는 제법 많아졌다.

그런데 그렇게 만들어진 국화차는 가끔 강한 향이 나서 마시기에 부담스러운 경우가 있다. 이런 경우는 대체로 만드는 방법의 문제라기보다 품종의 차이 때문인 경우가 많다. 독특한 제법으로 자연 들국화로도 운치 있는 향의 국화차를 만들기도 하지만 무난한 국화차를 만들려면 역시 식용 국화 중 감국을 권하고 싶다.

국화차를 만들 때는 꽃이 다 피지 않고 80% 정도 핀 것을 주로 사

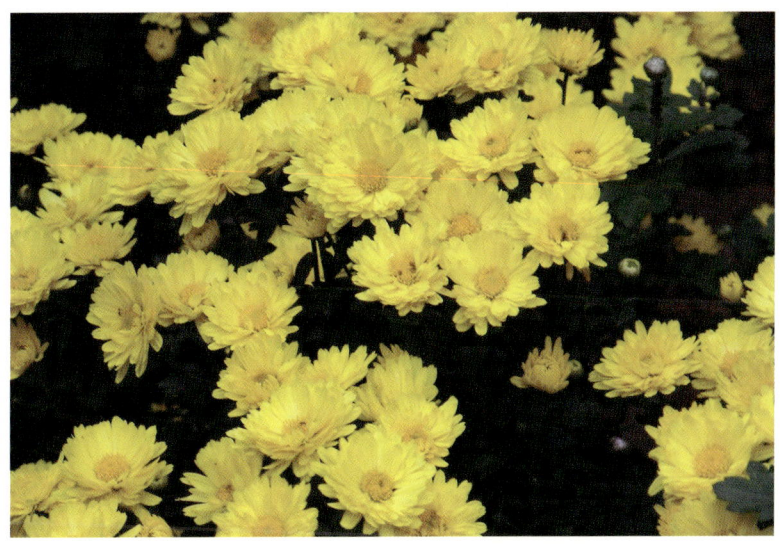

용하는데, 이는 향을 보존하기 위해서다. 국화차의 제법은 다양하지만 일반적으로 이물질을 분리한 다음 소금을 넣은 뜨거운 물에 살짝 데친 후 물기를 걷어내고 4~5일간 말리면 된다. 이때 저온 건조기를 이용하면 향의 보존에 더욱 효과적이다.

감국은 약리 작용이 특히 뛰어나 한의학에서는 '기가 서늘하고 맛이 달고 쓰며 바람을 없애고 두통을 치료하며 눈을 맑게 한다'고 해서 중요한 약재로 활용하고 있다.

문헌적으로 『본초강목』에서는 "국화는 풍열風熱을 제거하고 간을 도와주며 음기를 보충한다"고 했다. 『약품화의藥品化義』에서는 "눈이 침침한 것은 몸이 허한 것으로 백감국을 주로 쓰고 눈이 아프고 충혈이 잘되는 등의 증상은 열이 있는 것으로 황감국을 사용해야 한다"고 하여 감국의 색에 따른 효능을 구분하여 설명하고 있다. 『본초정의』

에서는 국화가 "안과의 중요한 약"이라 하여 눈 질환에 대한 효능을 강조하고 있다.

임상 보고에 의하면, 하루 약 6~7g의 국화를 달여 2개월 정도 복용해서 협심증 등의 심장 관상동맥 질환의 병증이 40% 정도 개선되었다고 한다. 고혈압의 경우에도 금은화나 뽕잎 등과 배합하여 복용했을 때 혈압의 하강과 두통, 어지러움 등 제반 증상의 호전 양상을 관찰할 수 있었다고 한다. 차와 관련해서 『본초신편本草新編』에서는 "차명을 만들 때 국화를 쓰면 눈을 밝게 한다. … 감국은 기미가 가볍고 맑고 효과도 완만하므로 오래 복용해야 효과를 볼 수 있다"고 했다.

최근에는 '국화 10g, 녹차 3g, 꿀 25g을 함께 차로 만들어 하루에 나누어 마시면 풍열 두통에 좋다'고 하여 두통 치료에 차와 국화를 혼합하여 응용하기도 한다.

하지만 차와 국화를 혼합해서 장복하는 것에는 주의가 필요하다. 평소 한의학에서 말하는 풍열이 있는 경우가 아니라면 자칫 몸에 냉증을 유발할 수 있다. 흔히 국화차를 보이차 등 녹차보다 성질이 순화된 발효차에 배합하는 이유는 그 때문일 수 있다.

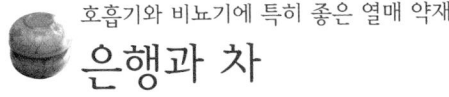

호흡기와 비뇨기에 특히 좋은 열매 약재
은행과 차

날이 차가워지면 초록빛을 잃어버린 은행잎의 물결로 거리 풍경이 달라진다. 닥쳐올 모진 추위를 예감하면서 바람 따라 우수수 낙엽을 떨어뜨린다. 하지만 환한 노란빛은 움츠러드는 사람들의 마음을 오히려 밝게 해주기도 한다.

〈은행나무 침대〉란 영화를 보면 은행나무는 1,000년 동안이나 변치 않는 사랑의 상징으로 여겨지는데 그럴만한 이유가 있다. 세계적으로 은행나무과에는 오직 은행나무 1종만이 있을 뿐이기 때문이다.

온 세상에 친척 하나 없는 외로운 나무이면서 그 옛날 공룡이 살던 시대부터 다른 종으로 분화하거나 변화하지 않고 이 땅에 살고 있는 대단한 생명력의 소유자이기도 하다. 이 때문에 은행나무를 화석나무라고도 한다.

낙엽교목인 은행나무는 큰 것은 그 높이가 40m에 달한다. 생육 환경으로는 온화한 양지와 비옥하고 토층이 깊으며 부드럽고 배수가 잘되는 사질 토양이 좋다. 은행나무의 한자 '은행銀杏'은 열매가 살구를 닮았지만 흰빛이 난다고 해서 붙여진 이름이다. 중국에서는 잎이 오리발을 닮았다고 하여 압각수鴨脚樹, 열매를 손자 대에 가서야 얻는다고 하여 공손수公孫樹라고 한다.

은행나무 자생지는 중국 절강성의 양자강 하류 천목산天目山이라고 알려지고 있는데 우리나라에 들어온 정확한 연대를 알 수 없으나 불교나 유교와 함께 들어온 것으로 추측한다. 은행나무는 대체로 수명이 길어 우리나라에 천연기념물로 지정된 나무 가운데도 가장 많은 수종으로 19건이나 된다. 노거수로 지정돼 보호되고 있는 것은 813그루에 달한다.

그중에는 60m가 넘어 동양에서 가장 크고 나이가 1,300살에 달해 가장 오래된 나무로 알려진 용문사의 은행나무도 있다. 이 은행나무는 신라의 마지막 왕인 경순왕의 세자 마의태자가 망국의 설움을 안고 금강산으로 가는 길에 심었다는 전설이 전해오고 있다.

은행나무 잎이 싹트는 모양에 따라 그 해 농사의 풍흉을 점쳤고 나무가 밤에 울면 마을에 재앙이 온다거나 도끼질을 하면 피가 나온다는 등의 속설이 있다. 그런가 하면 전염병이 돌 경우 은행나무에 병의 치유를 기도하기도 하고 자식이 없을 때 은행나무에 기도하면 자식을 얻을 수 있다고 믿는 신목神木이기도 하다.

한의학에서도 은행나무의 열매인 은행은 중요한 약재로 활용하고 있다.『본초강목』에는 "은행을 익혀서 먹으면 폐를 따뜻하게 하고 천식과 기침을 진정시킨다. 또한 소변을 적게 하고 살충 소독시킨다"고 하여 호흡기 질환과 비뇨기에 효과가 있음을 말하고 있다.

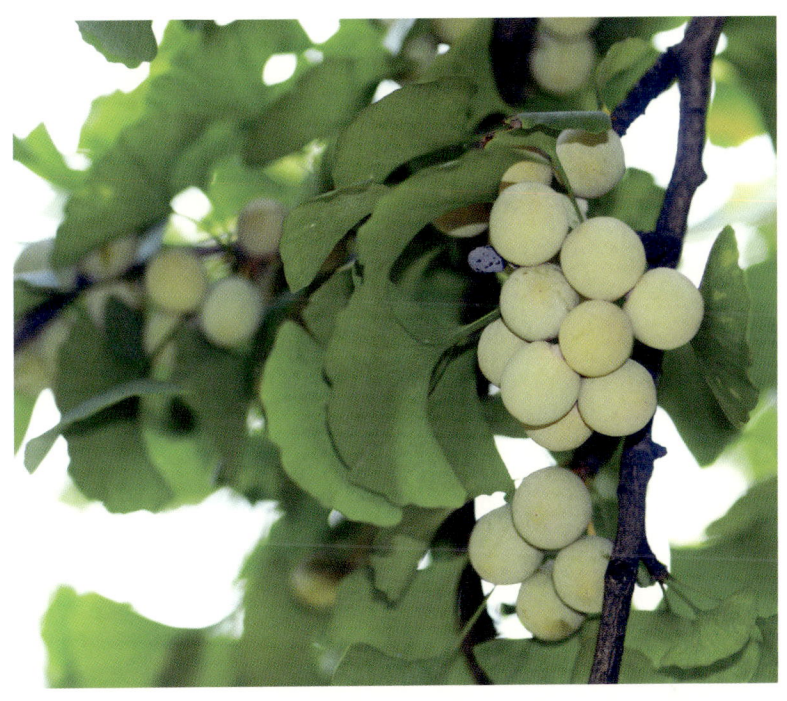

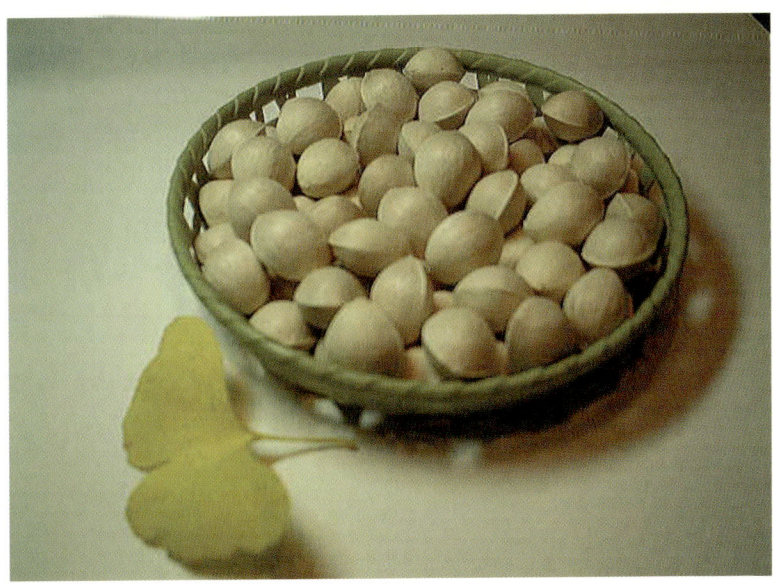

그래서 민간에서도 은행은 만성 기침이나 천식에 활용하고 아이들의 야뇨에도 쓴다. 아이가 잠자기 전에 볶은 은행을 세 개 정도 먹으면 효과가 있다고 한다. 차를 타고 먼 길을 가기 전이나 긴장하면 소변이 자주 마려운 사람에게도 응용할 수 있다.

옛날에는 새색시가 시집가는 날, 이른 새벽에 어머니가 남몰래 딸에게 볶은 은행을 먹이는 풍습도 있었다. 가마를 타고 먼 길을 가는 동안에 소변이 마려운 것을 막기 위한 배려였다.

하지만 볶은 은행과는 반대로 생은행은 소변이 잘 나오도록 하는 작용을 한다. 따라서 소변이 마려우면서도 잘 나오지 않는 사람은 껍질 벗긴 생은행을 잘게 갈아서 뜨거운 물에 탄 다음 공복일 때 먹으면 소변 보기가 한결 수월해진다.

차와 함께하는 은행으로는 유명한 은행다고 銀杏茶膏가 있다. 은행과 녹차를 같은 양으로 갈아서 가루 양의 3분의 2 정도 되게 꿀이나 수수엿 등을 가미하여 약한 불에 두 시간 정도 졸여서 만든다.

가을과 겨울의 차고 건조한 시기에 특히 기침을 많이 하고 가래가 나오는 이라면 티스푼으로 한 스푼 정도를 하루 두세 차례 복용하면 은행의 작용을 차가 돕고 순화하여 더욱 좋은 효과를 볼 수 있다.

하지만 은행의 부작용도 주의해야 한다. 『본초강목』에도 "은행을 많이 먹으면 수렴 작용이 지나쳐서 기가 막히거나 혼수상태에 빠질 수 있다. 옛날에 굶주린 사람들이 밥 대신 은행을 많이 먹었더니 다음날 모두 죽었다고 한다"고 하여 은행의 부작용을 설명했다.

최근에도 은행에 대한 독성 문제는 자주 발생하는데 그 용량도 다양하여 하루 동안 소아에게는 7알 이상, 성인의 경우 40알 정도 복용했을 때에 부작용이 보고되고 있다. 증상으로는 두통이나 구토, 혼미, 호흡 곤란, 체온 상승 등 다양하다. 은행은 일반적으로 가정에서 이용할 때는 신중해야 한다.

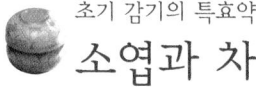 초기 감기의 특효약
소엽과 차

　이상 기후 탓으로 계절의 실종이니 뭐니 해도 겨울이 다가오면 '감기'라는 불청객이 유독 기승을 부린다. 차조기 혹은 차즈기라 부르는 소엽蘇葉의 잎은 초기 감기를 이기는 데 좋은 민간요법의 재료가 된다.

　소엽은 꿀풀과의 초본으로 중국이 원산지이다. 줄기는 곧게 서고 높이가 20~80cm이며 단면이 사각형이고 자줏빛이 돌며 향기가 난다. 잎은 마주나고 넓고 끝이 뾰족하며 밑 부분이 둥글고 가장자리에 톱니가 있다. 잎 양면에 털이 있고, 뒷면 맥 위에는 긴 털이 났으며, 잎자루가 길다. 꽃은 8~9월에 연한 자줏빛으로 피고 줄기와 가지 끝에 달린다.

　소엽은 우리가 알고 있는 들깻잎과 거의 흡사하다. 굳이 차이가 있다면 잎의 색깔이 소엽은 자줏빛이고 깻잎은 녹색이다. 또 소엽은 향기가 강하여 근처만 가도 향을 뚜렷이 느낄 수 있다. 깻잎은 주로 재배를 하지만 소엽은 우리나라 전역에서 자생한다.

　차조기는 좋은 약초인 탓에 명의로 유명한 화타華陀에 얽힌 일화가

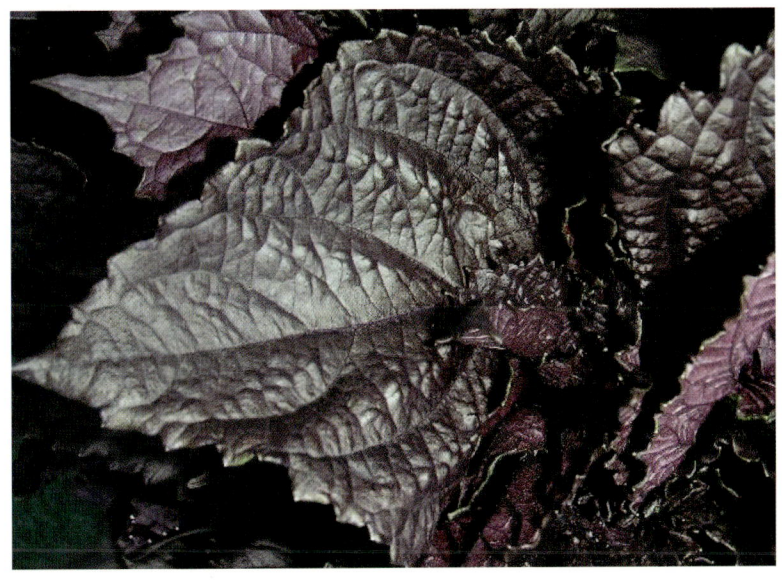

전해진다. 어느 식당에서 게를 먹는 시합이 한창 벌어지고 있었다. 이때 마침 화타가 제자를 데리고 식당에 들어갔다. 시합 장면을 본 화타는 매우 놀라서 게를 마구 먹어대는 사람에게 이르기를 "게는 차가운 성질을 지녀서 너무 많이 먹게 되면 배가 아프게 되오. 더욱 심하게 되면 목숨을 잃을 수 있으니 이제 그만 먹도록 하오"라고 했다. 하지만 그 사람은 들은 체도 않고 계속 게를 먹어댔다. 얼마간의 시간이 흐르고 그 사람은 아픈 배를 움켜쥐고 뒹굴게 되었다.

이 장면을 목격한 화타는 제자에게 "이 근처에 가면 자색을 띤 줄기와 잎이 있으니 따 가지고 오라"고 일렀다. 그래서 제자가 그 자색의 잎과 줄기를 따 와서 그 사람에게 먹이니 배가 아픈 것이 점점 좋아지더니 결국은 완전히 낫게 되었다.

몸에 이로운 혼합 약차 227

그 이유를 궁금해하는 제자에게 화타는 "내가 전에 약초를 캐고 있었는데 우연히 물개가 너무 큰 물고기를 먹어 배가 터질 것 같이 아프고 힘이 없는 것을 보았다. 뭍으로 올라온 그 물개는 자색을 띤 그 풀을 먹고는 점차로 회복되었지"라고 답했다. 그래서 화타는 물고기는 물에 있으니 차가운 성질을 지닐 것이고 자색을 띤 풀은 따뜻한 성질을 지녔으니 물고기의 독을 해독할 수 있으리라고 생각해 내어 게를 먹고 배가 아픈 사람을 한번 치료해 본 것이었다. 약초의 성질을 유추하는 재미있는 일화이다.

한의학에서도 소엽은 좋은 약재이다. 맛은 맵고 성질은 따뜻하다 하여 역시 감기가 있거나 몸이 냉한 경우, 소화기의 활동이 정체된 위 무력과 장 무력에 흔히 사용한다.

소엽은 신경을 안정시켜 주는 작용도 하여 평소 예민해서 잠이 안 오고 소화가 잘 안 되며 헛배가 자주 부를 때도 이용한다. 신경성으로 목에 무언가 걸린 듯이 불편할 때에도 좋은 효과가 있다. 그 씨앗은 소자蘇子라 하여 가래가 많은 기침에 진해 거담제로 활용하기도 한다.

또한 차조기에 들어 있는 주성분 중 페릴알데히드perillaldehyde는 정상 설탕보다 2,000배 정도 강한 감미료이며 방부 작용이 탁월하다. 장, 치약 등에 사용하며 실제 가정에서 음식을 만들 때 소엽을 첨가하면 음식물이 쉽게 상하는 것을 막을 수 있다.

차조기는 향신료로도 좋고 색을 낼 때도 활용한다. 담배 대용 끽연 재료로 활용하기도 하는데 페릴알데히드는 담배에 섞어 담배의 단맛을 내게 하기도 한다.

소엽은 차와 함께하기에도 좋은 재료이다. 초기 감기로 몸에 한기가 들고 미열이 있을 때 녹차와 생강, 소엽을 각각 같은 양으로 끓여 먹으면 감기를 이겨내는 데 도움이 된다. 물론 세 가지를 한꺼번에 끓이기보다 생강과 소엽을 30분 정도 끓인 후에 녹차를 우려 마시는 것이 좋다. 이와 흡사한 방법으로 '오신탕五神湯'이라는 유명한 처방이 있다. 초기 감기나 신경통 등으로 몸에 통증이 있을 때 위의 세 가지에 '형개荊芥'라는 약초와 조청을 넣어 만든 처방이다.

오신탕은 그 맛이 훌륭하고 움츠려 있는 몸에 기운을 소통시키는 효능이 있어 추운 계절에 평상시 이용 가능한 좋은 기호 음료가 될 수 있다. 조청도 이왕이면 수수로 만든 조청을 더 권한다.

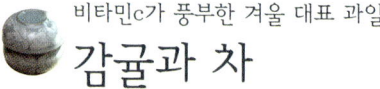

비타민C가 풍부한 겨울 대표 과일
감귤과 차

감귤은 이제 우리나라의 대표적인 과일이다. 그 생산량도 사과 다음으로 가장 많다. 겨울 과일로 자리 잡은 감귤은 한방에서는 감초만큼이나 많이 쓰이는 약재이고 계절에 걸맞은 훌륭한 건강 식품이다.

흔히 귤이라 불리는 감귤은 대략 탱자속·감귤속·금감속 등의 3속으로 나눌 수 있다. 감귤류 3속의 원산지는 인도 동부와 중국이라는 것이 일반적인 학설이다.

이 두 지역에 인접하고 있는 인도차이나나 말레이 반도 및 부속섬, 필리핀, 대만, 일본 열도, 뉴기니, 미크로네시아 등의 여러 섬에서도 야생종이나 재배종의 분포가 확인되고 있으나 모두 인도 및 중국의 지류라 보는 것이 일반적이다.

우리나라 감귤 재배의 역사는 대단히 오래되었다. 최초의 기록으로는 백제 문주왕 2년[476] 탐라국에서 공물을 받았다는 『탐라지耽羅志』의 기록이 있다. 고려에서도 문종 6년[1052]에 세공으로 탐라국에서 받아오던 귤의 양을 100포로 늘린다고 한 기록이 있다.

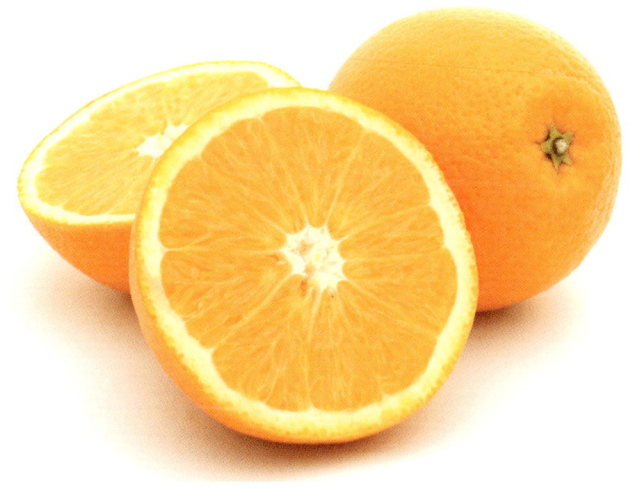

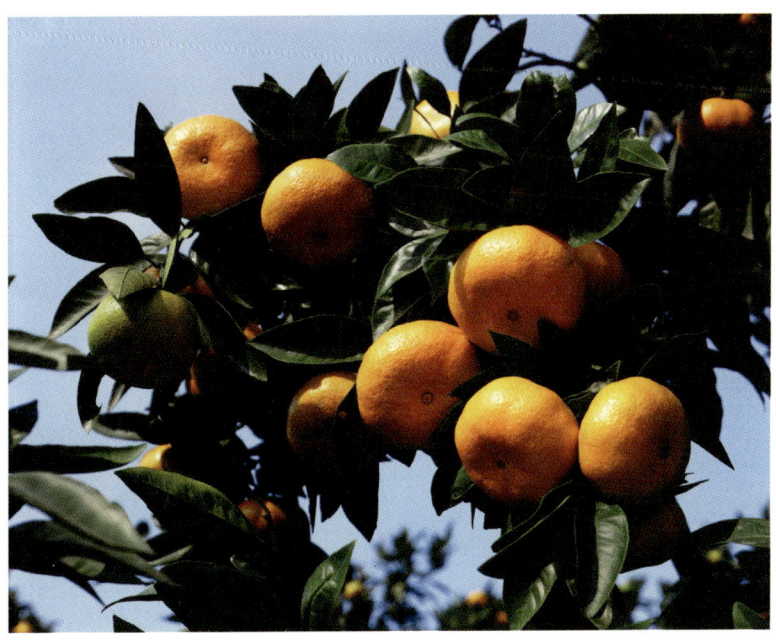

조선에 와서도 『태조실록太祖實錄』에는 태조 원년1392부터 정해진 양을 받아오던 상공에서 생산량을 참작한 별공으로 제도를 바꾸었다고 기록되어 있다. 『세종실록世宗實錄』에는 세종 8년1426 2월에 호조의 계시로 남해안 지방까지 감귤 재배지를 확장하기 위하여 재배 시험을 시도한 바 있다고 기록되어 있다.

하지만 현재의 재배품종인 온주밀감은 구한말 일본에 건너가 있던 박영효가 가지고 와서 제주시 구남천에 심은 것이 처음이라는 얘기가 전해진다. 이후 1903년에 제주에 부임한 에스밀 타크Esmile J. Taque 신부가 1911년 제주의 벚나무 원종과 일본의 온주밀감을 교환하여 현재의 서귀포시 서홍동 소재 복자수도원에 심었으며, 지금도 그때 심은 귤나무 10여 그루가 많은 귤을 생산하고 있다. 이것이 제주 온주밀감 재배의 효시라 할 수 있다.

감귤의 독특한 맛을 내는 주성분은 유기산이며, 당의 함량은 품종에 따라 차이가 많으나 평균 10% 정도이고 환원당과 설탕, 포도당, 과당 등의 형태로 들어 있다. 귤에는 비타민C가 평균 40mg이 함유되어 있으며 저온에서 장기간 저장하는 동안에도 비교적 영양소의 잔존율이 높다. 귤에 들어 있는 비타민C는 10월경에 나오는 것이다. 이는 추운 겨울로 접어들면서 더 증가한다.

인체는 비타민C를 겨울에 더 많이 필요로 한다. 비타민C는 추위에 견딜 수 있게 신진대사를 원활히 하여 체온이 내려가는 것을 막아주며, 피부와 점막을 튼튼하게 하는 작용도 한다. 특히 귤의 껍질에는 과육보다 네 배가량이나 더 많은 비타민C와 향기 성분인 정유가 들어 있는 것이 특징이다.

그래서 껍질을 가공해 과즙과 함께 졸여 만든 잼인 마멀레이드는 맛도 독특하지만 영양도 풍부하다고 할 수 있다.

한의학에서는 익은 감귤의 껍질을 진피陳皮라 하여 기氣를 소통시키는 요약으로 활용 범위가 많은 약재로 쓴다. 『본초강목』에는 "구역질이나 딸꾹질, 속이 번거로운 것을 치료하고 음식물에 넣어 물고기의 비린내와 독을 풀어준다"고 했다.

『동의보감』에도 "귤피일물탕은 진피 하나만 가지고 일체의 기체나 기결 등을 다스린다"고 했는데 현대인의 정신적 스트레스를 다스리는 좋은 처방이다. 또한 진피는 술로 인한 독을 풀어주는 효과도 탁월하다. 대금음자對金飮子라는 주독酒毒을 푸는 대표적 처방에서 진피는 가장 중요한 약재이다.

최근의 연구로서 감귤과 암에 관련된 발표가 있다. 일본 농수성의 과수시험장과 교토京都부립 의과대학, 교토 대학, 긴키近畿 대학 등의 연구 그룹이 감귤에서 '베타-크립토잔틴β-cryptoxanthin'이라는 새로운 물질을 발견했는데 한 개의 운슈귤에 1~2mg 정도가 포함되어 있다고 한다.

이 물질을 실험용 쥐의 피부에 도포 후 관찰한 결과, 쥐의 피부암 발생률이 약 3분의 1로 억제되었고 먹이에 섞어준 경우에도 역시 쥐의 대장암 발생률이 줄어들었다. 이 물질의 암 억제 효과는 암 예방 물질로 잘 알려진 당근 베타카로틴의 다섯 배에 이른다고 한다. 우리나라에서도 연세대 의대 비뇨기과에서 미국의 메이요Mayo병원과 공동 연구를 통해 감귤 성분 중 하나인 '페릴릴^{perillyl} 알코올'이 전립선 암 억제 효과를 낸다는 사실을 확인했다고 한다.

잘 말린 귤껍질을 끓이는 모습과 그 향기는 우리의 정겨운 겨울 풍경의 하나이다. 거기에 차향이 곁들여진다면 더 멋진 풍경이 될 것이다. 진피 끓인 탕에 우리는 녹차, 즉 '진피녹차탕'은 겨울철 운동 부족으로 더부룩한 속을 다스릴 때나 소화 불량이 있을 경우에 아주 좋다. 가슴에 답답한 기운이 있고 한숨을 잘 쉬는 경우에도 진피녹차탕을 마시면 효과를 볼 수 있다.

또한 아가위의 열매인 산사를 힘께 우리면 고지혈증의 치료제로서 거의 부작용 없는 좋은 처방이 된다.

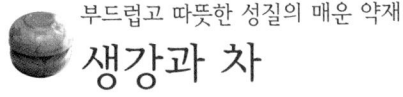

부드럽고 따뜻한 성질의 매운 약재
생강과 차

생강은 우리 생활과 밀접한 식품이다. 향신료를 겸한 양념으로서 생강이 들어간 음식은 다양하며 말려서 간식으로까지 이용하고 있다. 하지만 13세기에 영국에서는 생강 1파운드가 양 한 마리 정도의 가치가 있을 만큼 귀한 존재였다.

생강은 약재로서의 쓰임새도 뛰어나다. 한의학에서는 생강을 온중지구溫中止嘔한다고 하여 소화기를 따뜻하게 하고 구토를 멎게 하며, 생리통이나 하복통에도 응용하여 좋은 효과를 보고 있다.

생강의 약리 작용을 나타내는 성분으로는 특유의 매운맛을 내는 진게론zingerone과 쇼가올shogaol 등이 대표적이다. 이 성분들과 기타 정유 성분들이 합쳐져 티푸스균이나 콜레라균에 대한 살균력을 발휘하여 장염이나 이질 등을 다스리기도 한다.

생강은 또 차의 효능을 도와주고 부작용을 덜어주는 좋은 재료 중 하나이다. 차를 즐기는 이들은 차를 많이 마셔서 혹시 부작용이 있지 않을까 걱정하기도 하고 속을 차게 한다는데 자신의 경우는 어떤지

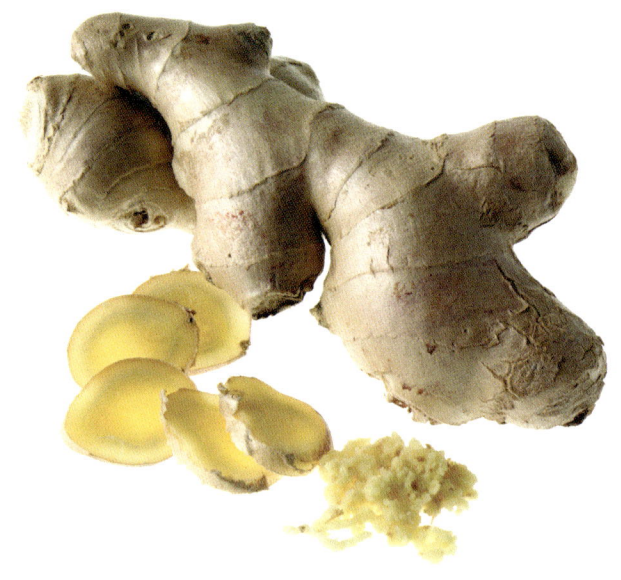

고민하기도 한다. 또한 여성들이 차나 커피를 다량으로 장기간 복용할 때 카페인으로 인한 생리통 등이 유발될 수 있는데 이런 여러 경우에 생강은 좋은 대안이 될 수 있다. 생강의 부드럽고 따뜻한 성질이 차의 성질을 중화하고 카페인의 작용도 무뎌지게 하기 때문이다.

『동의보감』에서는 생강과 차를 함께 처방에 응용하기도 했는데 대표적으로 강다탕薑茶湯이 있다. 강다탕은 묵은 생강과 봄에 딴 차로 구성된 처방으로 두 약재를 같은 양으로 달여 음용하는 것이다. "생강은 양기를 돕고, 차는 음기를 돕기 때문에 더위 독, 술독, 음식 독을 다 풀고 여러 이질에 응용한다"고 하면서 그 효능을 설명했다.

현대 한의학에서도 강다탕을 세균성 장염에 이용하고 있으며 구토를 멈추게 하는 생강의 작용과 기운을 내리는 차의 성질을 이용하여 멀미 치료제로도 활용한다. 배를 많이 타는 홍콩 사람들은 지금도 절인 생강을 먹으면서 멀미를 예방한다고 한다.

생강과 차는 가벼운 감기에도 활용하면 좋다. 강다탕에 파뿌리를 함께 달여 복용하고 땀을 내면 초기 감기를 잡을 수 있는 좋은 치료법이 된다. 하지만 초기가 지난 감기에는 땀을 내는 것이 안 좋을 수 있어서, 강다탕만을 복용하는 것이 더 효과적이다.

그런데 일반 가정에는 차의 생엽을 말린 것보다 가공된 잎차를 갖고 있는 경우가 많으므로 차를 생강이나 파와 함께 한참을 끓이기엔 문제가 있다. 가정에서 강다탕을 만들 때는 생강을 먼저 30분 정도 약한 불에 달인 후 차는 끓이지 말고 생강 달인 물에 5분 정도 우려서 마시기를 권한다. 취향에 따라 생강을 말린 후, 함께 우려 마시는 것도 부드러운 향과 맛에서는 일품이다.

추운 겨울날, 매서운 바람에 얼어붙은 몸을 녹여주려 할 때 우리는 따뜻한 생강차 한 잔을 떠올린다. 생강차를 대할 때 평소 즐기던 녹차를 곁들여 음미한다면 차 생활의 운치와 건강을 모두 취하는 길이 아닐까 싶다.

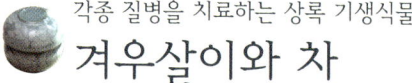 각종 질병을 치료하는 상록 기생식물
겨우살이와 차

겨울철 이파리 하나 없는 앙상한 나무에 맑은 하늘을 배경으로 새 둥지처럼 얼기설기 파란 가지를 드러내고 있는 상록 기생식물이 겨우살이라는 상기생桑寄生이다. 겨울에 주로 눈에 띄는 이유는 잎이 떨어진 나무에서 더욱 두드러져 보이기 때문이다.

상기생이란 이름이 붙은 이유는 주로 뽕나무에 기생한다 하여 그렇다지만 실제 우리나라에서는 뽕나무 상기생은 자라지 않는 것으로 되어 있다. 겨우살이는 뽕나무뿐만 아니라 느릅나무, 자작나무, 버드나무, 단풍나무 등에도 자란다.

겨우살이의 꽃은 암수딴그루의 단성으로 미황색 또는 살색에 가까운 색을 띠며 4~5월에 개화한다. 열매는 굵은 콩처럼 생긴 것이 9~11월경에 맺는다. 겨우살이는 기생식물이지만 엽록소를 가지고 스스로 광합성하여 영양분을 만들기 때문에 엄밀하게는 반기생식물이라 할 수 있다.

우리나라에는 겨우살이과에 속하는 식물로서 붉은 겨우살이, 참나

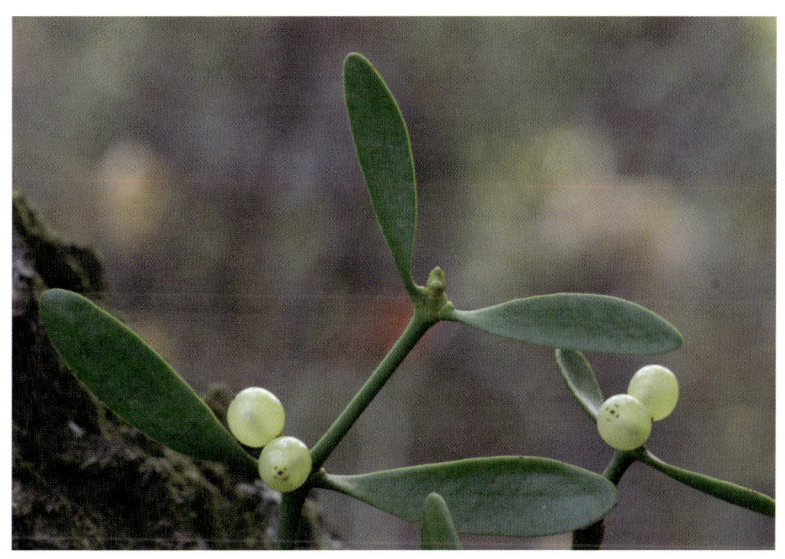

무 겨우살이, 꼬리 겨우살이, 동백나무 겨우살이 등이 있다. 붉은 겨우살이는 제주도에서만 자라며 열매의 색이 붉은색으로 익는다는 것이 특징이다. 참나무 겨우살이는 농백나무, 후박나무, 육박나무 같은 주로 잎이 넓은 늘푸른나무를 숙주로 하여 자란다. 꼬리 겨우살이는 밤나무와 참나무에만 자란다. 동백나무 겨우살이는 동백나무, 사철나무같이 따뜻한 지역에 분포하는 상록수에서 자란다는 특징이 있다.

우리나라에서 나는 겨우살이 중에서 약으로 쓰는 겨우살이는 꼬리 겨우살이 중에서도 반드시 참나무나 떡갈나무에서 자란 것만을 쓴다. 밤나무 같은 데서 자란 겨우살이를 복용하면 두통 같은 부작용이 생긴다. 채취는 아무 때나 할 수 있으나 겨울부터 이른 봄 사이에 하는 것이 제일 좋다고 한다.

겨우살이에는 아세틸콜린 acetylcholin, 올레아놀릭산 oleanolic acid, 렉틴

lectin, 플라보노이드flavonoid 등이 함유되어 있다. 이 중 렉틴은 체내 면역 기능의 첨병인 T림프구의 증식에 중요한 역할을 하므로 면역성을 키우는 데 도움이 되고, 항암제로서 겨우살이를 이용하는 주요 성분이다.

이외에도 혈압 강하, 혈중 콜레스테롤 감소, 이뇨 등의 효과가 좋으므로 고혈압, 신장병, 간염을 비롯한 간 질환의 예방과 치료에도 응용한다.

한의학에서는 상기생을 간과 신장을 보하고 근골을 강하게 하며 풍風기와 습濕기를 몰아내어 관절염 등을 치료하고 임부의 태아를 보호하는 기능이 있다고 하여 과거부터 반신불수나 근골 위약, 관절염, 산후 젖이 잘 나오지 않을 때 등에 다양하게 이용해 왔다.

『본초강목』에서는 겨우살이 중에서도 특히 뽕나무 겨우살이인 상기생의 효과를 강조하고 있다. 『신농본초경』에서는 상기생의 열매를 눈을 밝게 하는 데 쓴다고 하고 있다.

임상 보고에 따르면 심장의 관상동맥 질환으로 인한 협심증에도 겨우살이가 좋은 효과를 보였다. 상기생 50g을 달여 하루에 나누어 복용시킨 54례를 보면 협심통 개선율이 76%였고 탁월한 효과를 보인 경우는 24%였다. 심전도상의 개선을 보인 경우는 44%였고 그중 탁월한 경우는 25%였다.

다른 보고에 따르면 상기생은 콜레스테롤 저하에도 상당한 작용이 있음을 보여준다. 또한 감나무 겨우살이가 정신 분열증 치료에도 효과적이라는 임상 보고가 있다. 상기생을 주사액으로 제조하여 근육

주사하여 관찰한 결과, 73.4%의 유효성이 있었다고 한다.

현대에 들어와서 겨우살이를 활용하는 예로는 유럽의 미슬토mistletoe 요법이 대표적이다. 약물로 선택되는 미슬토는 독일의 특정 지역에서 20년생의 천연나무에 기생해서 살아가는 겨우살이를 활용한다.

전나무, 사과나무, 서양물푸레나무, 떡갈나무 등에서 자란 겨우살이 가운데 주로 1년생 어린잎을 채취해 약으로 만든다. 채취한 미슬토는 정제하거나 특정 성분을 뽑아내지 않고 이파리 전체를 추출물의 형태로 가공하여 주사액으로 만들어 인체에 투여하고 있다.

미슬토 요법은 주로 암 치료에 활용한다. 미슬토렉틴mistletoe lectin이나 비스코톡신viscotoxin에 의해 암세포의 성장 억제에 대한 효능이 널리 알려져 있다. 또한 체내 면역 기전의 여러 작용을 효과적으로 향상시킨다고 하며 베타-엔돌핀β-endorphin 분비가 관찰되어 여러 질환의 통증 감소에도 응용하고 있다.

한편 겨우살이와 차에 대해서 살펴보면 『생초약성비요生草藥性備要』에서 "겨우살이를 차와 함께 음용하면 근육과 힘줄이 튼튼해지고 혈관과 경락의 순환 상태가 개선된다"고 했다. 평소 관절이나 허리에 통증이 있고 몸이 무거운 경우에 말린 겨우살이 10g 정도를 하루에 나눠 차와 함께 한 달 이상 꾸준히 마시면 효과를 볼 수 있다.

겨우살이는 차와 잘 어울리는 약재이다. 차의 풍미에 겨우살이 특유의 향이 어우러지면서 제법 좋은 느낌이 든다.

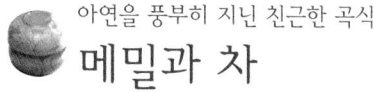

아연을 풍부히 지닌 친근한 곡식
메밀과 차

　메밀을 가공해서 대용차로 만든 메밀차는 구수한 맛이 흡사 숭늉을 연상시키기도 하고 녹차와 함께 우리면 현미녹차보다 훨씬 풍부한 맛으로 미각을 채워주기도 한다. 차에 대한 기호는 다양하겠지만 메밀차는 구수한 맛을 선호하는 우리나라 사람들의 취향에 어울리는 음료라는 생각이 든다.
　메밀은 마디풀과에 속하는 한해살이풀로 중앙아시아 북부가 원산지이다. 우리나라에서는 삼국 시대 이전부터 재배해 왔다고 하며 현재는 동남아 각지에서도 재배되고 있다.
　메밀은 기온이 차고 높은 지대에서 수확한 것이 좋다고 한다. 그래서 굳이 소설 「메밀꽃 필 무렵」의 무대인 평창의 예를 들지 않더라도 강원도 메밀이 가장 우수하다고 한다.
　메밀은 생육 기간이 60~100일로 짧고, 척박한 환경에 적응하는 힘이 강하기 때문에 구황 식량으로 예부터 이용되어 왔으며 우리에게는 냉면과 묵의 재료로 아주 친근한 곡류이다.

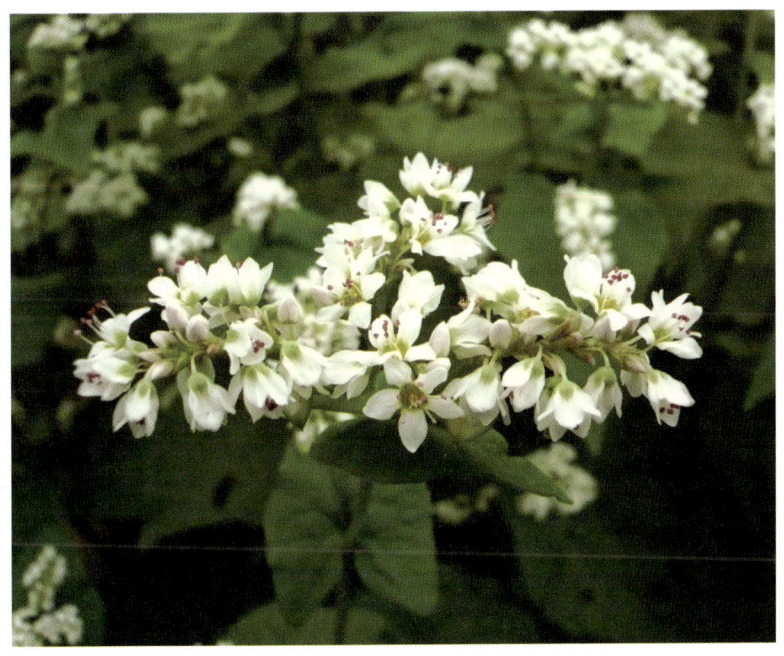

성분적 특징으로 메밀은 타 곡류에 비해 단백질 함량이 높고 트립토판tryptophane, 트리오닌threonine, 라이신 등의 필수 아미노산이 많다. 하지만 무엇보다 중요한 메밀의 성분은 비타민의 일종인 루틴rutin ($C_{27}H_{30}O_{16}$)이다.

루틴은 혈관의 지나친 투과성을 억제시키는 작용을 해서 모세혈관 질환에 사용되고 있으며 고혈압, 동맥경화증, 폐출혈, 궤양성 질환, 동상, 감기 치료 등에 응용되고 있다.

메밀은 당뇨병과 관련한 연구도 많이 진행되어 있다. 영국이나 중국의 연구 보고에 의하면 동물 실험에서 당뇨에 메밀이 효과가 있음이 밝혀졌고 중국에서는 메밀차를 당뇨병 환자들을 위한 보건 음료로 추천하고 있다.

우리나라에서도 2002년도 식품영양학회지에 실험 동물에게 메밀을 투여한 후 췌장 소화 효소에 미치는 영향을 분석하여 유의성 있는 결과를 발표하기도 했다.

메밀의 우수한 점으로 또한 간과할 수 없는 성분이 바로 아연Zn이다. 아연은 인체에 꼭 필요한 미량 요소로 오늘날 아연의 영양 결핍은 전 세계에 걸쳐 일반적으로 일어나고 있으며 주요 영양 문제 중 하나가 되고 있다. 1일 식이 권장량은 성인 기준으로 50mg이며 아연은 주로 조개류 등에 많이 함유되어 있다. 곡류에도 아연이 들어 있는데 그중 메밀의 아연 함유량이 가장 탁월하다.

백미의 아연보다 25배 이상 들어 있는 메밀의 아연은 수용성으로 물에 잘 녹으며 뜨거운 물에 더 잘 용해되므로 메밀차는 아연의 좋은 공급원이 되어준다. 메밀에 함유된 아연은 소화액에도 잘 용해되어 검출되고 있어 식이 아연의 좋은 공급원이다.

상처가 잘 안 낫거나 아이들이 밥맛이 없고 성장이 느린 경우, 손톱에 흰 반점이 있고 빈혈이 나타나는 경우, 감기에 잘 걸리고 늘 피곤하며 저항력이 떨어져 있는 경우에 아연 부족증이 아닌지 생각해야 한다. 아연은 냄새나 맛에도 관여하기 때문에 입맛이 없거나 이유 없이 냄새를 못 맡는 경우에도 아연 부족을 의심할 수 있다.

여성의 경우, 임신 말기에 아연이 가장 부족해지기 쉽고 수유 중에도 아연은 부족해지기 때문에 태아 성장 지연, 뇌세포 부족, 뇌 형성 지연 등의 악영향을 미칠 수도 있다.

남성인 경우 정력이 떨어지고 전립선이 붓기 시작하며 남성의 정자 수나 활동력에 의해 임신이 되지 않을 때, 아연 부족증이 아닌지 다시 생각해 봐야 한다. 미국인들에게 정력제로 단연 꼽히는 식품인 굴에도 아연이 많이 들어 있다.

메밀을 다이어트 식품으로 활용하기도 하는데 상대적으로 타 곡류에 비해 열량이 낮기 때문이다. 냉면이나 메밀국수 등을 이용하여 금식을 하지 않는 다이어트라는 데 매력이 있다. 금식이 필요한 경우라면 메밀차를 이용한 다이어트가 공복감을 이겨내는 데 도움이 될 수 있다.

한의학에서는 메밀을 교맥蕎麥이라 하여 장위腸胃의 적체나 설사, 단독丹毒, 부스럼 등에 사용해 왔다.

『본초강목』에는 "교맥은 기를 내려주고 장을 잘 통하게 하기 때문에 장위의 이물이나 체한 것을 가시게 하고 딱힌 기운과 복통으로 설사하며 기가 오르는 증상을 치료한다. 기가 성하고 습열濕熱이 있는 경우에 좋다. 하지만 비위가 허한虛寒한 사람이 이것을 먹으면 원기가 크게 소모되어서 수염과 눈썹이 탈락되기 때문에 좋지 않다"고 하여 메밀의 효능은 물론 주의점도 함께 언급되어 있다.

메밀은 차와 마찬가지로 기운이 서늘하고 하기하는 작용이 있기 때문에 소화기가 냉한 경우에는 장복에 신중함이 필요하다.

부작용을 덜기 위해서 음식으로 먹을 때는 마늘 양념을 함께하길 권한다. 차로 마실 때는 꿀을 조금 첨가하는 것도 좋은 방법이 될 수 있다.

차와 함께 메밀차를 만들어 꿀을 타 마시는 처방을 '교맥봉밀차'라고 하는데 고혈압 환자의 기호 음료로 좋고 급성으로 발생한 기침이나 천식을 치료하는 데도 도움이 된다.

| 주요 참고 문헌 |

김명배, 『다도학논고』, 대광문화사, 1999
김동훈, 『식품화학』, 탐구당, 2001
홍원식 편, 『중국의학사』, 홍원식 편, 동양의학연구원, 1987
신민교 외, 『중약대사전』, 정담, 1998
안덕균 등 『한약포제학』, 일중사, 1997
짱유화, 『다경강설』, 차와사람, 2008
李時珍, 『本草綱目』, 人民衛生出版社, 1986
許俊, 『東醫寶鑑』, 여강출판사, 1994
鄒澍, 『本經疏證』, 上海科學技術出版社, 1991
黃宮繡, 『本草求眞』, 臺北 宏業書局有限公司, 民國 70
陳宗懋 編, 『中國茶葉大辭典』, 中國輕工業出版社, 2000
姚國坤 等, 『飮茶健身全典』, 상해문화출판사, 2000
『神農本草經』 臺北 文光圖書有限公司, 民國 71
『欽定四庫全書』 子部五 醫家類 中 證類本草, 대성문화사, 1995
『欽定四庫全書』 子部五 醫家類 中 湯液本草, 대성문화사, 1995
Kit Chow&Ione Kramer, All the tea in China, China books and periodicals, INC. San Francisco, 1990
Lester A. Mitscher, Ph.D. The Green Tea Book, Avery, 1996
임진석, 추주의 의학사상에 대한 연구, 경희대학교 박사학위 논문, 1995

| 찾아보기 |

ㄱ

가바(GABA) 181, 210
가시오가피 192~196
감 201~204
감귤 230~234
감잎차 204
강다탕 200, 236~237
개나리 102, 110~114, 132
겨우살이 56, 238~241
고밀도 지단백 콜레스테롤(HDL-cholesterol) 83~84
고증학 56, 58
골다공증 87~88, 100, 130, 190
골형성부전증 88~89
곽박 19
교맥 245
교맥봉밀차 246
구기자 178, 205~208
구기자황정차 178
국화 104, 123, 133, 163, 208, 218~220
귤피일물탕 233
깽깽이풀 118

ㄴ

납면차 28, 36
녹차홍화탕 128~129
니트로사민 73, 81

ㄷ

『다경』 5, 19, 23~24, 26, 38, 41, 59, 96, 108~109, 164~169
『다보』 27
『다음서』 28
당귀 5, 141, 183~186
대추 132, 146, 197~198, 200
『도장』 125
도홍경 17~18, 23, 164, 166
동고 188
『동의보감』 4, 36, 46~51, 107, 109, 112, 116, 120, 124, 136, 141, 176~177, 186, 188, 212, 216, 233, 236
두충 156~159
둥굴레 175~177

ㅁ

마고 188
마그노리그난 116
매실 98~101
매화 59, 98, 100~101
메밀 242~246
모문석 27
목련 102, 110, 114~117, 132
미슬토 요법 241
민들레 102~105

ㅂ

박하 133, 138, 140~142
베르베린 120~121
벼 209
『본경봉원』 36~37
『본경소증』 58, 62
『본초강목』 4, 35~36, 38~42, 50,
　　53, 56, 99, 128, 136, 153, 161,
　　165~166, 168, 185, 194, 202, 219,
　　222, 224, 233, 240, 245
『본초구진』 53
『본초도경』 26~27

『본초신편』 220
『본초정의』 166~168, 219
『본초회편』 35
브레크만 173, 192~194

ㅅ

사포닌 107, 173~174, 181, 192, 196
산사 160~163, 234
산수유 106~109
삼선차 162
상기생 238, 240
생강 5, 25~26, 55~56, 96, 101, 108,
　　121, 163, 200, 229, 235~237
서유구 147
석창포 122~126
섬유낭포성 유방질환 86
『세종실록』 232
소엽 226~229
소자 228
『식의심경』 27
신농 16~17
『신농본초경』 16~22, 49, 57, 124,
　　156, 166~167, 240

신이 116~117

쌀 147, 209~213, 216

ㅇ

아드리아마이신(ADR) 75

아밀라아제 78, 80

『약품화의』 219

양허 108

에피갈로카테킨 갈레이트(EGCg)
　　66, 69, 73, 85, 92~93

연교 110~113

연꽃 115, 143~144, 146

『연번로속집』 36

오미자 152~155

오미자녹차 154

오신탕 229

옥수수 147~151, 209~210

옥수수수염 148~150

육우 19, 24, 96, 108, 165

율무 214~217

은행 221~225

은행다고 224

음허 108~109

의이인 214, 216

이니시에이터 71~72

이시진 38, 40~42, 44

익모초 134~137, 163

인삼 5, 164~174, 180, 182,
　　192~195, 207

ㅈ

자귀나무 131~132

자음지황환 186

『잡록』 23

재스민 91, 126

저밀도 지단백 콜레스테롤(LDL-
cholesterol) 83~85

『제민요술』 201

제호탕 100

조연차 200

『증류본초』 18, 24~26

진피 233~234

진피녹차탕 234

ㅊ

차죽 212~213

창포말리차 126

ㅋ

카테킨 63~64, 66, 80, 87~88

ㅌ

탄닌 50, 130, 202, 204
『탕액본초』 31~35, 41, 50
『태조실록』 232
테아닌 75

ㅍ

포공영 104
『포박자』 17
폴리페놀 63~66, 68~69, 76~77, 80, 85, 87, 89, 204
표고버섯 187~188, 190
프로모터 72
프리라디칼 63, 67~68, 72, 83, 85, 89, 92
플라보노이드 64~66, 68, 240

ㅎ

합환피 132~133
합환화 132~133
항산화제 68~69, 87
『행포지』 147
향고 188
『향약구급방』 201
허준 46, 48
헬리코박터 파이로리 80, 121
혜강 17
홍삼 168, 174
홍화 127~130
황기 154, 179~182
황련 118~121
황련강차 121
황정 175~178
『황제내경』 31~32

茶人圖書 001

한의학으로 본 차와 건강

초판 1쇄 발행 2010년 10월 20일
초판 3쇄 발행 2015년 7월 15일

지은이 도원석

발행인 김환기
발행처 도서출판 이른아침
주 소 서울시 마포구 마포대로4다길 8(마포동) 경인빌딩 3층
전 화 02)3143-7995
팩 스 02)3143-7996
등 록 2003년 9월 30일 제 313-2003-00324호
이메일 booksorie@naver.com

ISBN 978-89-93255-56-0 03510
정가 15,000원

※잘못 만들어진 책은 구입하신 서점에서 교환해 드립니다.